フォン・ヒッペル・リンドウ(VHL)病 診療ガイドライン

〔編集〕
「フォン・ヒッペルリンドウ病の病態調査と診断治療系確立の研究」班

〔研究代表者〕
執印太郎
高知大学医学部泌尿器科学教室

中外医学社

「フォン・ヒッペルリンドウ病の病態調査と診断治療系確立の研究」班

研究代表者
執印太郎　高知大学医学部　泌尿器科

研究分担者
宝金清博　北海道大学大学院医学研究科　脳神経外科
澤村　豊　さわむら脳神経クリニック
西川　亮　埼玉医科大学国際医療センター　脳・脊髄腫瘍科
菅野　洋　横浜市立大学医学部　脳神経外科
若林俊彦　名古屋大学大学院医学系研究科　脳神経外科
夏目敦至　名古屋大学大学院医学系研究科　脳神経外科
倉津純一　熊本大学大学院生命科学研究部　脳神経外科
篠原信雄　北海道大学大学院医学研究科　腎泌尿器外科
矢尾正祐　横浜市立大学大学院医学研究科　泌尿器分子遺伝学
米谷　新　埼玉医科大学　眼科
福島敦樹　高知大学医学部　眼科
石田　晋　北海道大学大学院医学研究科　眼科
西森　功　高知大学医学部　消化器内科・西森医院
伊藤鉄英　九州大学病院　肝臓・膵臓・胆道内科

研究協力者
若林俊彦　名古屋大学大学院医学系研究科　脳神経外科
後藤百万　名古屋大学大学院医学系研究科　泌尿器科
森岡基浩　熊本大学大学院生命科学研究部　脳神経外科
寺坂俊介　北海道大学大学院医学研究科　脳神経外科
五十嵐久人　九州大学病院　肝臓・膵臓・胆道内科
山崎一郎　高知大学医学部　泌尿器科
田村賢司　高知大学医学部　泌尿器科

評価委員
澁井壮一郎　国立がん研究センター中央病院　脳脊髄腫瘍科
村井　勝　国際親善総合病院
白木邦彦　大阪市立大学大学院医学研究科　視覚病態学
田中雅夫　九州大学大学院医学研究院　臨床・腫瘍外科

序

　この度，厚生労働科学研究費補助金難治性疾患克服研究事業　研究奨励分野「フォン・ヒッペルリンドウ病の病態調査と診断治療系確立の研究」班の平成 21-23 年度の研究成果の 1 つとして「フォン・ヒッペル・リンドウ（VHL）病診療ガイドライン」を発刊することとなりました．本ガイドラインはフォン・ヒッペル・リンドウ病が関係する各専門学会や，その分野のオーソリティの先生方の推薦も受けており，脳神経外科，泌尿器科，眼科，消化器内科などの専門医、および一般医師を対象とした診療ガイドラインです．

　これまでフォン・ヒッペル・リンドウ病については，国内で大規模な疫学調査が行われたことがありませんでした．本ガイドラインでは今回初めて行われた，各分野の腫瘍や嚢胞の発症年齢や病態などの疫学調査結果を基にして，日本の患者さんに即した内容で作成されています．

　フォン・ヒッペル・リンドウ病は発症する患者数が少ない希少疾患でありエビデンスとなる文献が国内外に非常に少ないため，ガイドラインという名称になっていますが，ガイドラインというよりは，各専門家のコンセンサスの要素が大きいことをご理解ください．したがって，治療方針の決定に関し，医師への強い拘束力を持つものではありません．しかしながら，本ガイドラインは，現時点で難病の 1 つであるフォン・ヒッペル・リンドウ病の診断治療や生涯にわたる経過観察を行う際に，国内で最も参考となるものであることは間違いないと考えます．

　本ガイドラインが皆様の診療に役立つことを期待し，作成に参画しご尽力いただいた研究分担者，研究協力者および評価委員の諸先生方に厚く御礼申し上げます．

2011 年 11 月

執印太郎

フォン・ヒッペル・リンドウ（VHL）病 診療ガイドライン

1 ▪▪ VHL病の歴史 1

2 ▪▪ 発症機構とVHL蛋白の機能 3

3 ▪▪ 発症する腫瘍とその特徴 6

4 ▪▪ 臨床診断基準 7

5 ▪▪ 臨床的分類 8

6 ▪▪ 診断法 9
  1 臨床的診断法 9
  2 遺伝子診断法 13

7 ▪▪ 遺伝カウンセリング 15

8 ▪▪ 各腫瘍の経過観察と治療ガイドライン 19
  1 中枢神経系血管芽腫 19
    1）経過観察
    2）診断と治療
    3）放射線治療
  2 内耳リンパ嚢腫 22
  3 網膜血管腫 23
  4 褐色細胞腫 24
  5 腎癌 26
  6 膵神経内分泌腫瘍 28
  7 膵嚢胞性病変（漿液性嚢胞腺腫） 32
  8 精巣上体嚢腫 33

9 ■■ **各腫瘍の経過観察および治療フローチャート** ………… 38

　　1 中枢神経系血管芽腫 …………………………………………… 39
　　2 網膜血管腫 ……………………………………………………… 40
　　3 褐色細胞腫 ……………………………………………………… 42
　　4 腎癌 ……………………………………………………………… 43
　　5 膵神経内分泌腫瘍 ……………………………………………… 44
　　6 精巣上体嚢腫 …………………………………………………… 46

索引 ……………………………………………………………………… 47

はじめに

■ 背景と目的

　希少疾患であるフォン・ヒッペル・リンドウ病については過去に全国規模の疫学調査が行われたことはなく，日本国内での病態は不明であり，この病気に特化したガイドラインは発刊されていなかった．今回，患者から希少な難治性疾患においての疫学調査とガイドライン作成が要望された．その結果，厚生労働科学研究費補助金難治性疾患克服研究事業の一環で全国規模の疫学調査が行われ，その結果に基づいたガイドラインが作成され発刊の運びとなった．

■ ガイドラインの対象患者・利用者・使用方法

　本ガイドラインは国内に 400 名以上の存在が確定されたフォン・ヒッペル・リンドウ病患者さんを対象としている．**本ガイドラインの利用者は脳神経外科，泌尿器科，眼科，消化器内科の専門医，さらには一般の医師も利用可能なものとなっている．**ここに発刊するとともに，高知大学医学部泌尿器科学教室のホームページにも掲載し，簡便に利用できるように図っていく．

　また，国内のフォン・ヒッペル・リンドウ病についてはエビデンスレベルを示せるような論文は数少なく，多くは海外のものを参考にしている．そのため，あくまで診療の方向性を示すものであり，絶対に守らなければならない基準ではないことをご了解いただきたい．また，個々の治療の結果についても，責任を負うものではない．

■ 方法

　中枢神経系血管芽腫，網膜血管腫，腎癌，褐色細胞腫，膵神経内分泌腫瘍は過去の一般の腫瘍の診断治療のガイドラインや文献の結果に，フォン・ヒッペル・リンドウ病特有の発症年齢や治療法を加味して作成されている．その他のさらに希少な腫瘍嚢胞（精巣上体嚢腫，内耳リンパ嚢腫）については主に海外のフォン・ヒッペル・リンドウ病の指針に基づいて作成されている．

■ 利益相反

　本ガイドラインは社会貢献を目的として作成されたものである．本ガイドラインの内容は，科学的な文献によったものであり，特定の団体や製品・技術との利害関係により影響を受けたものではない．作成に要した費用は，厚生労働科学研究費補助金難治性疾患克服研究事業「フォン・ヒッペルリンドウ病の病態調査と診断治療系確立の研究」の研究費により賄われた．

2011 年 11 月

　　　　　　　　　　　　　　　　フォン・ヒッペル・リンドウ病診療ガイドライン作成委員一同

1 VHL病の歴史

　フォン・ヒッペル・リンドウ（von Hippel-Lindau；VHL）病（あるいは症候群）（MIM ID#193300）は，常染色体優性遺伝性の疾患で，複数の臓器に腫瘍性あるいは囊胞性病変を多発する．発症病変としては，網膜血管腫，中枢神経系（小脳，延髄，脊髄）の血管芽腫，膵臓の神経内分泌腫瘍・囊胞，副腎褐色細胞腫，腎臓の癌・囊胞，精巣上体囊胞腺腫，さらに内耳リンパ囊の腫瘍や女性の子宮広間膜の囊胞腺腫なども報告されている．

　歴史的には，ドイツの眼科医である Eugen von Hippel が網膜の多発血管腫例，家族例に注目し，19世紀末から20世紀初頭にかけてこれらを報告している[1,2]．またスウェーデンの神経病理医である Arvid Lindau は，網膜のみでなく中枢神経系にも血管腫を多発する家族例の病理検索所見を報告した[3,4]．その後本疾患の臨床病態が，Melmon ら，さらに Lamiell らによって整理され，本疾患は先の2人の医師名を冠して von Hippel-Lindau 病とよばれるようになっている[5,6]．1988年に Seizinger らは家系の連鎖解析により，ヒト染色体3番短腕上に原因遺伝子の局在を推定した[7]．その5年後に，米国 NIH/NCI のグループが中心となり，positional cloning 法により 3p25-26 領域より原因遺伝子の同定に成功し，von Hippel-Lindau 病（VHL）遺伝子として1993年に報告した[8]．

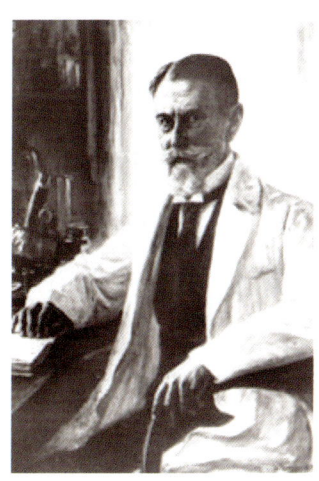
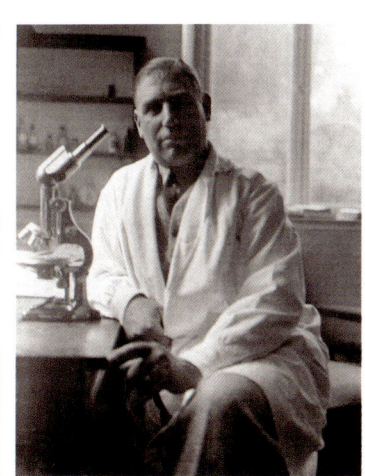

Eugen von Hippel　　Arvid Lindau

参考論文

1) von Hippel E. Vorstellung eines Patienten mit einer sehr ungewöhnlichen Netzhaut. Ber Deutsch Ophthal Ges. 1895; 24: 269.
2) von Hippel E. Über eine sehr seltene Erkrankung der Netzhaut. Albrecht von Graefes Arch Ophthal. 1904; 59: 83-106.

3) Lindau A. Studien uiber Kleinhirncysten. Bau, Pathogeneseund. Beziehungen fur angiomatosis retinae. Acta Pathol Microbiol Scand. 1926; 3(Suppl 1); 1-128.
4) Lindau A. Zur Frage der Angiomatosis Retinae und Ihrer Hirncomplikation. Acta Ophthal. 1927; 4: 193-226.
5) Melmon KL, Rosen SW. Lindau's disease: review of the literature and study of a large kindred. Am J Med. 1964; 36: 595-617.
6) Lamiell JM, Salazar FG, Hsia YE. Von Hippel-Lindau disease affecting 43 members of a single kindred. Medicine(Baltimore). 1989; 68(1): 1-29.
7) Seizinger BR, Rouleau GA, Ozelius LJ, et al. Von Hippel-Lindau disease maps to the region of chromosome 3 associated with renal cell carcinoma. Nature. 1988; 332(6161): 268-9.
8) Latif F, Tory K, Gnarra J, et al. Identification of the von Hippel-Lindau disease tumor suppressor gene. Science. 1993; 260(5112): 1317-20.

2 発症機構とVHL蛋白の機能

　VHL遺伝子は癌抑制遺伝子（tumor suppressor gene）に分類され，Knudsonが提唱した2-hitの機構で2つのアレル（allele）に変異が起こることでその機能が消失し，細胞の腫瘍化が始まると考えられる．VHL家系患者では，遺伝的変異（germline mutation）により，出生時にすでに片側のVHL遺伝子の不活性化が起こっており（1-hit），その後対立alleleに体細胞変異（somatic mutation）が起こることで（2-hit），遺伝子機能が完全に消失する．一方，散発例の淡明細胞型腎癌などでもVHL遺伝子の高頻度の変異，不活性化が検出されるが，この場合には，2回の体細胞変異が起きている．臨床的にVHL病と診断された家系患者においては80〜90％で，この遺伝子の遺伝的変異が検出できるので，この遺伝子変異を指標にした，いわゆる遺伝子診断（DNA test）が行われている．

　VHL遺伝子は3つのexonより構成されており，ヒトゲノム上では3p25.3上の約13,000bpの領域に存在し，そこから全長約4.5kbのmRNAが転写される[1]．mRNAの蛋白翻訳領域は639塩基であるが，アミノ酸1番と54番の2カ所のメチオニンより翻訳が開始され，それぞれ213と160アミノ酸（約30kdと19kdのサイズ）のVHL蛋白が作られ，両者とも腫瘍抑制機能をもっている[2,3]．

　VHL蛋白（pVHL）の機能でこれまでに最もよく解析されているのが，E3 ubiquitin ligase複合体としての機能であり，転写因子HIF（hypoxia-inducible factor）（低酸素誘導因子）の分解制御を行っている．pVHLはα，βの2つの構造機能領域（domain）からなり，α-domainでElongin C，さらにElongin B，CUL2，RBX1と結合し，E3 ubiquitin ligase複合体（VHL/E3 complex）を形成する[4-6]．もう一方のβ-domainで標的蛋白と結合するが，このユビキチン化標的蛋白の1つが，翻訳後修飾（プロリン残基の水酸化）を受けたHIFαである．転写因子HIFはHIFαとHIFβの2分子のヘテロ複合体を形成し，さらにHIFαにcofactorであるCBP/p300が結合し，転写因子として機能活性をもつ．HIFαは正常酸素圧状態ではHIF prolyl hydroxylase（HPH）によりプロリン残基（HIF1αでは402，564番，HIF2αでは405，531番のアミノ酸）が水酸化され翻訳後修飾を受ける．HPHにより水酸化（翻訳後修飾）されたHIFα蛋白はVHL/E3 complexでポリユビキチン化され，その後26S proteasomeで急速に分解される[7,8]．一方，低酸素状態ではHIFαのユビキチン化と分解が抑制され，HIFαは核内に移行しHIFβと結合し，遺伝子promoter内のHRE（hypoxia response element）に結合し様々な遺伝子の転写を促進する[9]．

　HIFにより転写される遺伝子はこれまでに100以上が知られており，①血管新生，②細胞内アシドーシス補正，③グルコースの取り込み・嫌気的解糖系の促進，クエン酸回路の抑制，

④細胞接着性の低下，運動性・転移能の促進，マトリックスの再構成，など様々な機能にかかわっている[9-12]．一方，VHL が不活性化した細胞では，正常酸素圧状態においても HIF α の分解ができず，HIF はこれらの遺伝子群を恒常的，非生理的に発現させ，これが細胞の腫瘍化に結びついていることが想定されている．①に関連する遺伝子としては，VEGF, PDGFB, ANGPT2 などが知られており，血管の内皮細胞や周皮細胞（pericyte）の増殖を促進し，血管の新生・成熟・維持などの作用をもつ．VHL 病で特徴的な血管芽腫や淡明細胞型腎癌では腫瘍血管の造成が顕著であり，VEGF も高発現している．

さらに，VHL 蛋白は HIF 調節以外にも様々な機能をもつことが想定されており，i) 神経細胞の apoptosis 抑制と褐色細胞腫の発生機構，ii) fibronectin（FN1），type IV collagen との結合と細胞外マトリックスの構成調節，iii) 細胞の primary cilia の形成と嚢胞形成，などについても現在解析が進みつつある[13, 14]．

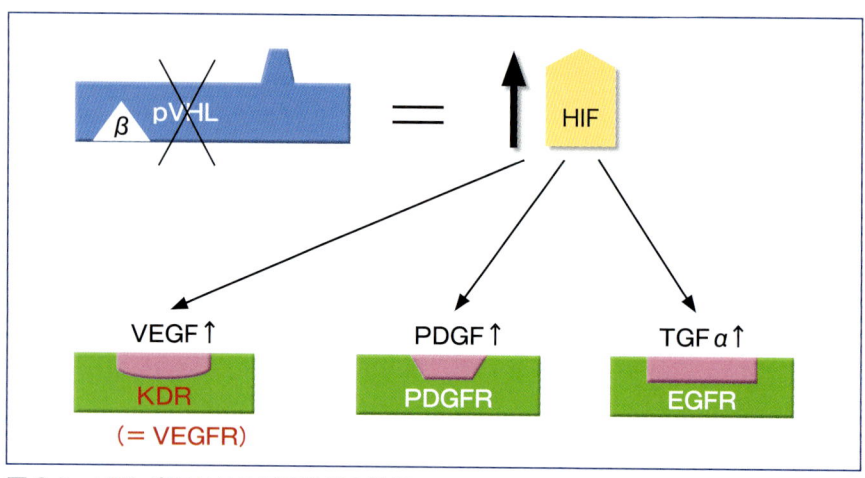

図 2-1　VHL 病における腫瘍発症の機構

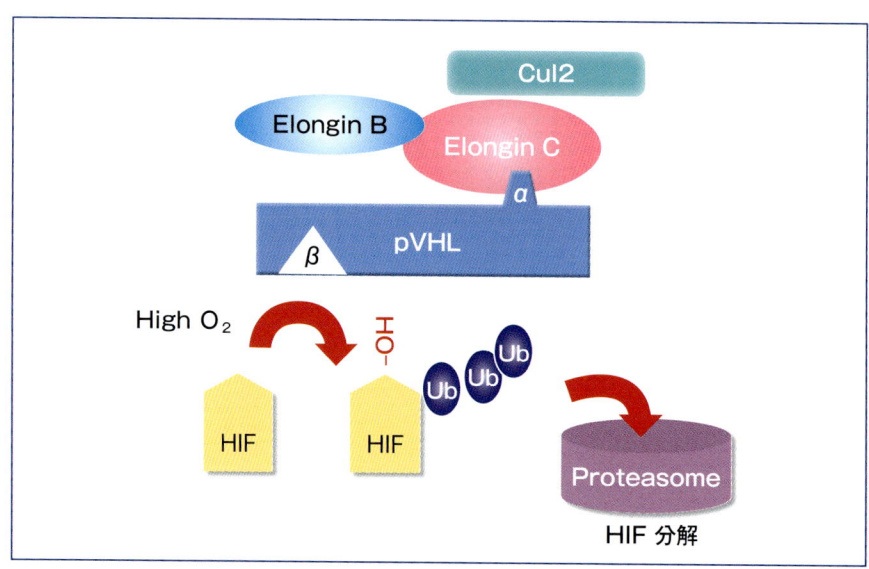

図 2-2　VHL 蛋白の複合体による HIF の分解

参考論文

1) Renbaum P, Duh FM, Latif F, et al. Isolation and characterization of the full-length 3' untranslated region of the human von Hippel-Lindau tumor suppressor gene. Hum Genet. 1996; 98(6): 666-71.
2) Iliopoulos O, Kibel A, Gray S, et al. Tumour suppression by the human von Hippel-Lindau gene product. Nat Med. 1995; 1(8): 822-6.
3) Schoenfeld A, Davidowitz EJ, Burk RD. A second major native von Hippel-Lindau gene product, initiated from an internal translation start site, functions as a tumor suppressor. Proc Natl Acad Sci USA. 1998; 95(15): 8817-22.
4) Kamura T, Koepp DM, Conrad MN, et al. Rbx1, a component of the VHL tumor suppressor complex and SCF ubiquitin ligase. Science. 1999; 284(5414): 657-61.
5) Maxwell PH, Wiesener MS, Chang GW, et al. The tumour suppressor protein VHL targets hypoxia inducible factors for oxygen-dependent proteolysis. Nature. 1999; 399(6733): 271-5.
6) Stebbins CE, Kaelin WG Jr, Pavletich NP. Structure of the VHL-Elongin C-Elongin B complex: implications for VHL tumor suppressor function. Science. 1999; 284(5413): 455-61.
7) Ivan M, Kondo K, Yang H, et al. HIFalpha targeted for VHL-mediated destruction by proline hydroxylation: implications for O_2 sensing. Science. 2001; 292(5516): 464-8.
8) Jaakkola P, Mole DR, Tian YM, et al. Targeting of HIF-alpha to the von Hippel-Lindau ubiquitylation complex by O_2-regulated prolyl hydroxylation. Science. 2001; 292(5516): 468-72.
9) Pouysségur J, Dayan F, Mazure NM. Hypoxia signalling in cancer and approaches to enforce tumour regression. Nature. 2006; 441(7092): 437-43.
10) Kelly BD, Hackett SF, Hirota K, et al. Cell type-specific regulation of angiogenic growth factor gene expression and induction of angiogenesis in nonischemic tissue by a constitutively active form of hypoxia-inducible factor 1. Circ Res. 2003; 93(11): 1074-81.
11) Ceradini DJ, Kulkarni AR, Callaghan MJ, et al. Progenitor cell trafficking is regulated by hypoxic gradients through HIF-1 induction of SDF-1. Nat Med. 2004; 10(8): 858-64.
12) Manalo DJ, Rowan A, Lavoie T, et al. Transcriptional regulation of vascular endothelial cell responses to hypoxia by HIF-1. Blood. 2005; 105(2): 659-69.
13) Frew IJ, Krek W. pVHL: a multipurpose adaptor protein. Sci Signal. 2008; 1(24): pe30.
14) Kaelin WG Jr. The von Hippel-Lindau tumour suppressor protein: O_2 sensing and cancer. Nat Rev Cancer. 2008; 8(11): 865-73.

3 発症する腫瘍とその特徴

　中枢神経系（脳脊髄）血管芽腫，網膜血管（芽）腫，内耳リンパ囊腫，膵囊胞，膵神経内分泌腫瘍，腎囊胞，腎癌，褐色細胞腫，精巣上体囊腫，子宮広間膜囊腫などが発症する．表1に海外，主に米国での発症年齢と発症頻度を示す．発症する腫瘍はどれも多発性で再発性，若年発症という特徴をもっている．典型は中枢神経系血管芽腫であり多発性，再発性で神経症状を示し，患者のQOLの著しい低下を起こす．腎癌と膵神経内分泌腫瘍は，多発性かつ再発性で，他臓器転移を示す悪性腫瘍である．まれに副腎褐色細胞腫が悪性所見を示す．本邦における各腫瘍と囊胞の発症頻度と患者数は詳細な調査結果がないため不明である．

表1　VHL病で発症する腫瘍

臓器	病変	発症年齢(歳)	頻度(%)
網膜	血管腫	1-67	40-70
中枢神経系	血管芽腫	9-78	60-80
小脳			44-72
脳幹			10-25
脊髄			13-50
内耳	内耳リンパ囊腫	12-50	11-16
膵	囊胞	13-80	17-61
	神経内分泌腫瘍	16-68	8-17
腎	囊胞	15-	60-80
	腎癌	20-60	25-50
副腎，パラガングリオン	褐色細胞腫	3-60	10-20
精巣上体(男性)	囊腫	思春期以降	25-60
子宮広間膜(女性)	囊腫	16-46	-10

注：本邦における各腫瘍と囊胞の発症頻度は調査結果がないため不明である．
(Lonser R, et al. Lancet. 2003; 361: 2059-67)[1]

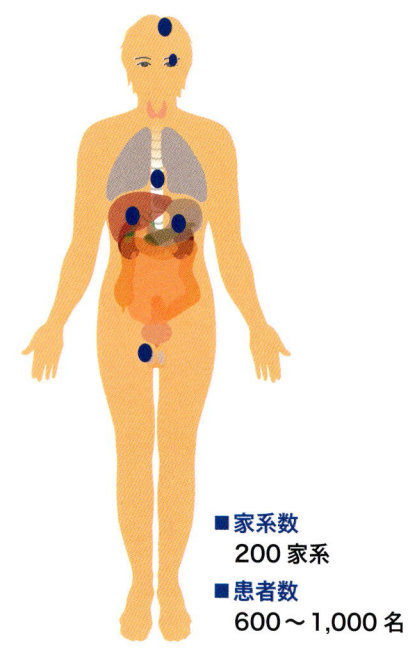

図3　VHL病で腫瘍が発症する臓器と頻度
●：発症部位

■家系数　200家系
■患者数　600～1,000名

参考論文
1) Lonser R, Glenn GM, Walther M, et al. von Hippel-Lindau disease. Lancet. 2003; 361: 2059-67.

4 臨床診断基準

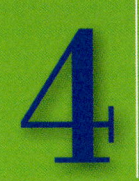

1 VHL病の家族歴が明らかである場合

網膜血管腫，中枢神経系血管芽腫，腎癌，褐色細胞腫，膵臓の病気（膵嚢胞・膵臓の神経内分泌腫瘍）精巣上体嚢胞腺腫があることが診断されている．

2 VHL病の家族歴がはっきりしない場合

1) 中枢神経系血管芽腫あるいは網膜血管腫を複数個（2個以上）発症
2) 中枢神経系血管芽腫または網膜血管腫と以下に述べる病気がある
   (a) 腎癌
   (b) 褐色細胞腫
   (c) 膵臓の病気（膵嚢胞・膵臓の神経内分泌腫瘍）
   (d) 精巣上体嚢胞腺腫

解説　診断基準は，家族歴がある場合とない場合で異なり，家族歴がある場合はVHL病でみられる病変が1つでも認められればVHL病と診断できるが，家族歴がない場合はVHL病でみられる腫瘍が異なる2つ以上の臓器に存在すればVHL病と診断される．中枢神経系あるいは網膜の多発性血管芽腫は従来，VHL病の診断基準を厳密には満たさなかったが，2003年のLonserらの報告以降，多発性血管芽腫があればVHL病と診断するというように変わってきている[1,2]．今回の診断基準もLonserらの報告に準じた．多発性血管芽腫で家族歴がない場合は，厳密には，遺伝子診断で*VHL*遺伝子異常が確認されれば確実にVHL病と診断できる．

参考論文

1) Lonser R, Glenn GM, Walther M, et al. von Hippel-Lindau disease. Lancet. 2003; 361: 2059-67.
2) Hes FJ, Hoppener JW, LIPS CJ. Pheochromocytoma in von Hippel-Lindau disease. J Clin Endocrinol Metabol. 2003; 88: 969-74.

5 臨床的分類

要約

下記の表が一般に臨床的分類として用いられている．

表2　VHL病の分類

分類	腎癌	褐色細胞腫	網膜血管腫	中枢神経系血管芽腫
VHL病1型	+	−	+	+
VHL病2型A	−	+	+	+
VHL病2型B	+	+	+	+
VHL病2型C	−	+	−	−

(Lonser R, et al. Lancet. 2003; 361: 2059-67)[1]

解説

褐色細胞腫を合併して発症しないか，発症するかでVHL病1型（褐色細胞腫発症なし），VHL病2型（褐色細胞腫発症あり）と分類する．2型のなかでも腎癌発症の有無でさらに2型A（腎癌なし），2型B（腎癌あり）に分類し，さらに褐色細胞腫のみが発症するものを2型Cと分類する．2型のものの多くはVHL蛋白がElongin Cと結合する部位の一部のアミノ酸の異常が多い．全体のなかで2型の占める割合は10〜20%といわれる．

参考論文

1) Lonser R, Glenn GM, Walther M, et al. von Hippel-Lindau disease. Lancet. 2003; 361: 2059-67.

6 診断法

1 > 臨床的診断法

1）中枢神経血管芽腫

造影 MRI による特徴的な濃染像と嚢胞様の所見で診断する（図 6-1a，6-1b）.

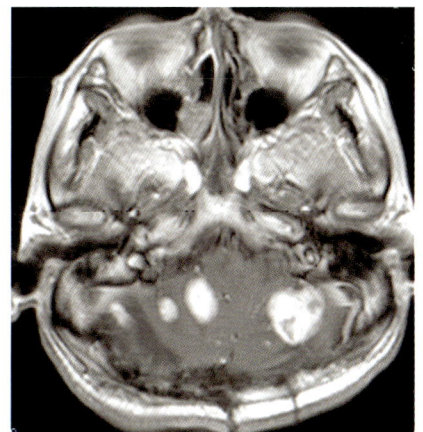

図 6-1a　小脳血管芽腫
VHL 病の多発性小脳血管芽腫.
ほぼ均一で著明な造影効果を認める.

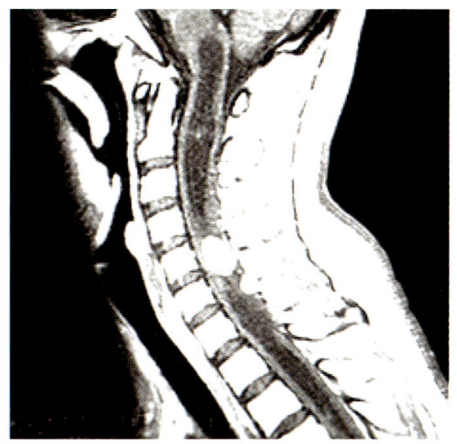

図 6-1b　脊椎血管芽腫
脊髄空洞症様嚢胞を伴った脊髄血管芽腫.

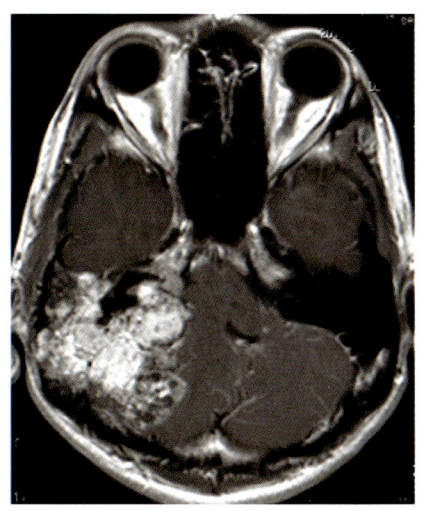

2）内耳リンパ嚢腫

造影 MRI（場合により造影 CT 追加）にて診断する（図 6-2）. 頭部の中枢神経系血管芽腫の診断の際に同時に行っておくことが望ましい.

図 6-2　内耳リンパ嚢腫
側頭骨から後頭蓋窩内に進展した大きな内耳リンパ嚢腫.

3）網膜血管腫

散瞳下眼底検査，細隙灯顕微鏡検査にて特徴的な血管腫像を示す（図 6-3a, 3b, 3c）．

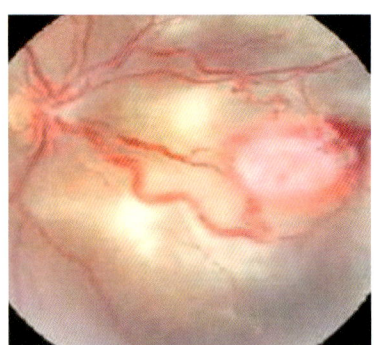

図 6-3a　網膜血管腫

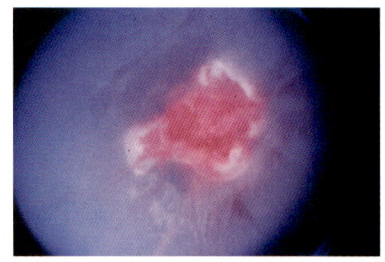

図 6-3b　網膜血管腫（治療前）
血管腫より出血を認める．

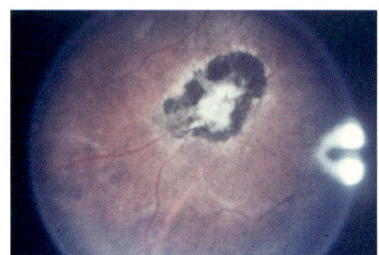

図 6-3c　網膜血管腫（治療後）
網膜光凝固斑を認める．

4）褐色細胞腫

① （スクリーニング検査）随時尿メタネフリン・ノルメタネフリン（Cr 補正）（基準上限の 3 倍以上を陽性）

② 24 時間酸性蓄尿による．メタネフリン，ノルメタネフリン検査，アドレナリン，ノルアドレナリン検査（基準値上限の 3 倍 以上を陽性）

③ 血中カテコールアミン検査（基準値上限の 2 倍以上を陽性）

（画像検査）Dynamic CT（造影 CT の早期相），単純 MRI で多発性の特徴的な腫瘍所見を認める（図 6-4a, 4b）．

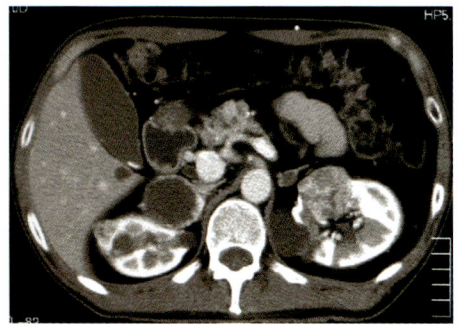

図 6-4a　VHL 病 type2B に発生した右副腎褐色細胞腫と両側腎癌
1 回の腹部臓器の CT または MRI で診断可能．

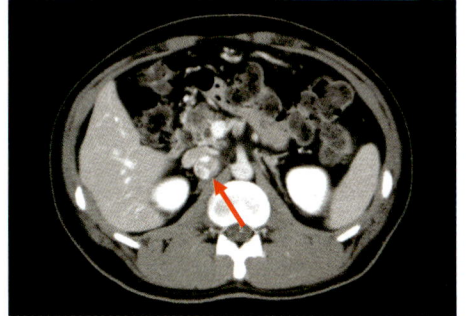

図 6-4b　VHL 病に発生した傍神経節腫瘍（パラガングリオーマ）
パラガングリオーマ（↑）が背側より下大静脈を圧排している．

5) 腎癌

Dynamic CT（造影 CT の早期相），単純 MRI で多発性の特徴的な腫瘍所見を示す．多くで腎嚢胞の所見を合併する．同じ CT で膵嚢胞，膵臓の神経内分泌腫瘍を同時に診断することが望ましい（図 6-5a, 5b, 5c, 5d, 5e）．

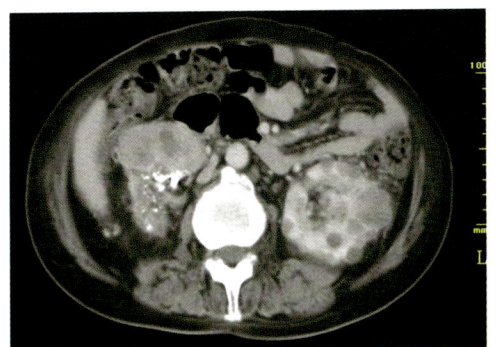

図 6-5a　VHL 病の両腎腫瘍
両腎の癌と左腎の嚢胞を認める．

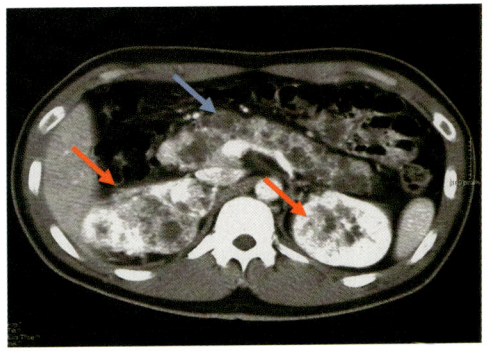

図 6-5b　両腎腫瘍と膵嚢胞の合併例
主訴血尿．青矢印：膵嚢胞　赤矢印：腎腫瘍

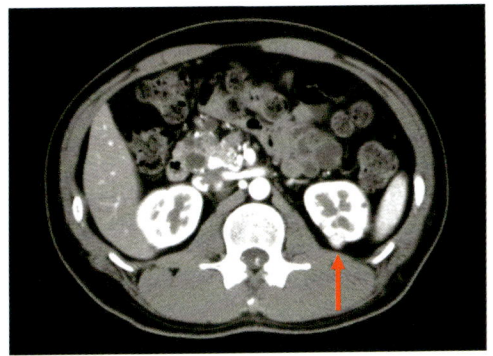

図 6-5c　腎癌初期
左腎の背側に小腫瘍を認める（↑）．

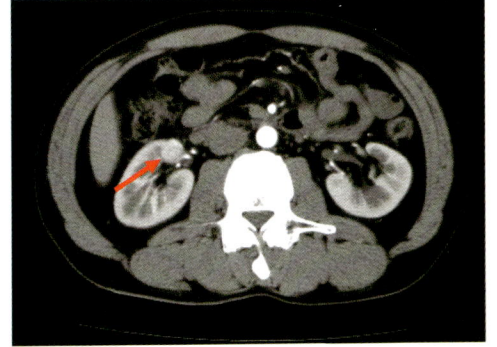

図 6-5d　腎癌初期
右腎癌の腹側に小腫瘍を認める（↑）．

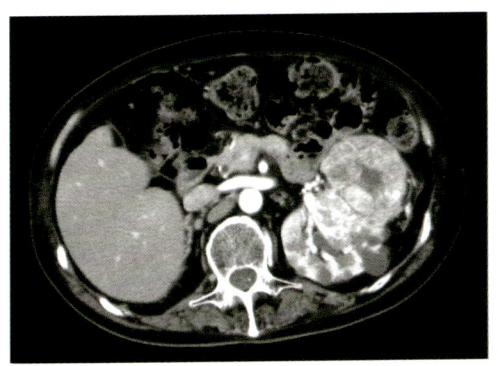

図 6-5e　左腎癌と腎嚢胞の合併例

6）膵囊胞

腎癌を診断する際の造影CT，特徴的な多発性囊胞の所見を示す（図6-6a）．

7）膵神経内分泌腫瘍

Dynamic CT（造影CTの早期相）で濃染する腫瘍像を示す（図6-6b）．
腎癌の診断の際の造影CTで同時に診断することが望ましい．

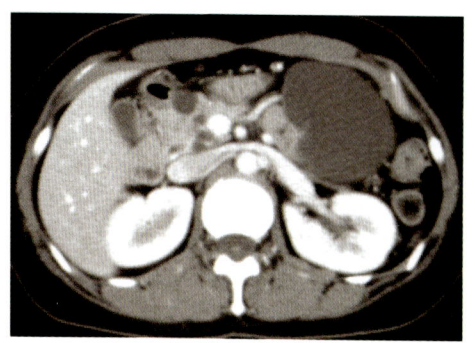

図6-6a
膵臓に大小の囊胞性病変が多発している．

（Tamura K, Nishimori I, Ito T, et al. Diagnosis and Management of pancreatic neuroendocrine tumor in von Hippel-Lindau disease. World J Gastroenterol. 2010; 6(36): 4515-8 より転載）

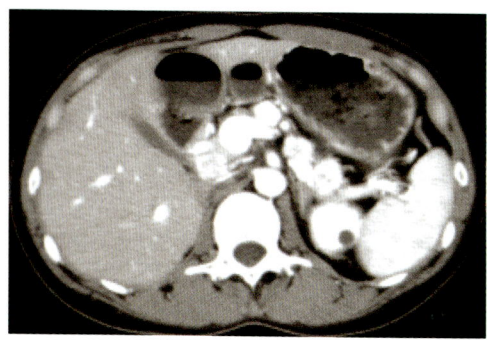

図6-6b
膵臓に造影早期に濃染される多発性の腫瘍病変を認める．

（Maeda H, Nishimori I, Okabayashi T, et al. Total pancreatectomy for multiple neuroendocrine tumors of the pancreas in a patient with von Hippel-Lindau disease. Clin J Gastroenterol. 2009; 2: 222-5 より転載）

解説 中枢神経系血管芽腫では造影MRI（Cr値が1.5を超えない場合）が推奨される．内耳リンパ囊腫は造影MRI，造影CTが推奨される．内耳リンパ囊腫は中枢神経系血管芽腫の診断時に同時に行えば被曝や医療費の無駄を防ぐことができる．網膜血管腫では散瞳下眼底検査による腫瘍の検索，細隙灯顕微鏡検査によるブドウ膜炎や緑内障などの合併症の有無を確認が推奨される．褐色細胞腫では，①尿中メタネフリンまたはノルメタネフリン，②尿中アドレナリンまたはノルアドレナリン，ただし基準値上限の3倍以上を陽性とする．血中カテコールアミン，また部位診断としては単純T2MRI，MIBGシンチグラフィー，Dynamic CT（造影CTの早期相）も有用であるが，造影CTでは高血圧発作の誘発に注意が必要である．また血中遊離メタネフリン検査は，褐色細胞腫の診断で感度，特異度とも高く，近日中に保険収載予定である．腎癌ではDynamic CT（造影CTの早期相），ただし造影剤アレルギー，腎機能障害などで造影CTができない場合は単純MRIが推奨される．膵神経内分泌腫瘍ではDynamic CT（造影CTの早期相）が推奨される．そのためこれらの検査は腎癌の診断時に同時に行えば被曝や医療費の無駄を防ぐことができる．これらの詳細は各腫瘍の診断治療指針および経過観察指針を参考にしていただきたい．

2 > 遺伝子診断法

要約

塩基配列解析法（DNA シークエンシング）と欠失／重複検出法(注1)にて約84％で診断できる（ただし，これらは現在，保険適応はない）．

【注1】欠失／重複検出法：定量的 Southern, FISH, quantitative PCR, real-time PCR, multiplex ligation dependent probe amplification（MLPA），array CGH 法など DNA の大規模な変異を検出する方法

解説

遺伝学的検査に関するガイドラインなどによれば発病率が100％の疾患であり，予防法治療法が確立しており，治療によって QOL が保たれる疾患は遺伝子診断を行うことができる疾患とされる．これより VHL 病は遺伝子診断で予後を改善する疾患であると考えられる[1]．

遺伝子診断に関する手続きを簡単に述べると，対象者に疾患の内容について十分な遺伝カウンセリングを行い，遺伝子診断の目的，方法，血縁者への影響も含め予想される結果，検査精度（検査の限界）などをわかりやすく説明したうえで，被検者の意志により書面の同意を得て行う．未成年者の場合は親権者の代諾によって行う．結果，開示の際は対象者の意志で知る権利と知らないでいる権利を保障されている．現在，保険適応はなく行っている施設は高知大学医学部泌尿器科のみである．

VHL 遺伝子の翻訳領域は639塩基（213アミノ酸）であるが，splice 部位の異常，3'側の異常や，大規模な DNA 鎖の欠失なども存在する．過去の解析結果では VHL 病の本邦における遺伝子診断の診断率は本邦例では84％である[2]．診断結果の内訳は塩基配列解析で対象者の75％が診断可能であり，さらに約9％で MLPA 法などの欠失／重複検出法により DNA の大規模な変異が診断可能である[3,4]．

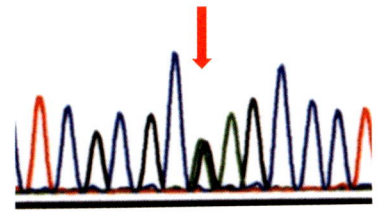

図6-7 ダイレクトシークエンス解析
VHL 遺伝子 exon1 の208番目の G（グアニン）が A（アデニン）に置換し，コドン70の Glu（グルタミン酸）が Lys（リジン）に変異した ミスセンス変異がみられる．

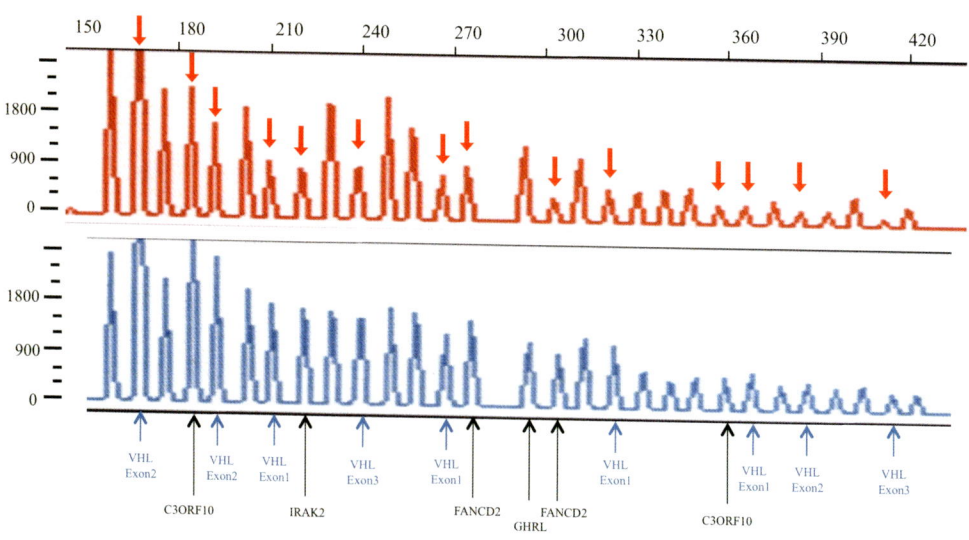

図6-8 Multiplex ligation-dependent probe amplification（MLPA）
上：患者検体；*VHL* 遺伝子全欠失，赤の矢印（➡）の部分が正常コントロールより低い．
　　患者検体では PCR 増幅産物量が正常コントロールに比べて約半分程度（65％以下）に減少している．
　　3 番染色体短腕上の FANCD2 遺伝子－ C3ORF10 遺伝子－ *VHL* 遺伝子－ IRAK2 遺伝子，広範囲の DNA 断片の欠失例．
下：正常コントロール

参考論文

1) 遺伝医学関連の学会等（10 学会および研究会）．遺伝学的検査に関するガイドライン．2003．日本人類遺伝学会．http://jshg.jp/resources/data/10academies.pdf
2) 自験例，未発表．
3) Schouten JP, McElgunn CJ, Waaijer R, et al. Relative quantification of 40 nucleic acid sequences by multiplex ligation-dependent probe amplification. Nucleic Acids Res. 2002; 30(12): e57.
4) Huang JS, Huang CJ, Chen SK, et al. Associations between VHL genotype and clinical phenotype in familial von Hippel-Lindau disease. Euro J Clin Invest. 2007; 37: 492-500.

7 遺伝カウンセリング

要約

VHL病は常染色体優性遺伝性疾患であるため，VHL病患者を診断治療し，経過観察を行う際は遺伝性疾患として遺伝子診断と遺伝カウンセリングを行い，適切な対応をとることが望まれる．

解説

1 遺伝性疾患に対する遺伝カウンセリングの必要性

遺伝カウンセリングでは患者と家族が必要とする遺伝学的情報とすべての関連情報を提供し，患者・家族のニーズを理解したうえで心理的不安を取り除き，自己決定ができるように支援する行為である．ヒトゲノム・遺伝子解析研究に関する倫理指針に遺伝性疾患の研究の際には遺伝カウンセリングを行うことが推奨されている[1,3]．VHL病は常染色体優性遺伝性疾患で，疾患に特有な症状をもつため，患者さんに遺伝子診断や診断，治療に関する有用な情報を提供して遺伝カウンセリングを行い支援することが必要となる[2]．現在，国立大学付属病院など主ながん拠点病院には遺伝相談が行える体制があり，日本人類遺伝学会認定遺伝専門医か医師以外の認定遺伝カウンセラーによりカウンセリングを行うことができる．

2 遺伝カウンセリングの過程と内容

1) 病歴の調査と家系図の作成

VHL病の場合は中枢神経系血管芽腫，網膜血管腫，腎癌，膵嚢胞，膵腫瘍（神経内分泌腫瘍），精巣上体嚢胞，まれに皮膚の血管腫などがあることに留意して行う．第1度近親者から，第2度近親者，第3度近親者までの血縁者について性，生年月日，既往歴（発症歴），年齢，生死（死因）などを聴取する[3,4,5]．

2) VHL病の遺伝子検査を行う際の説明事項

(a) VHL病について具体的な説明（常染色体優性遺伝性疾患，浸透率100%）
(b) 検査目的と検査方法の具体的説明
(c) 遺伝子検査の方法と正しく結果が出る確率
高知大学医学部泌尿器科で塩基配列解析とMLPA法で併せて約84%の確率である．

(d) 予想される利益
　　＜陽性の結果が得られたとき＞
　　　・陽性と確定して不確実性からの不安から解放
　　　・発症のリスクを予測できる
　　　・予防的措置（禁煙や特定の薬物の回避，健康診断の受診など）を選択でき，早期診断に役立ち，様々な合併症に対し，早期に対応できる
　　　・遺伝子の変異の場所がわかり，家族の方の遺伝子診断に役立つ
　　＜陰性の結果が得られたとき＞
　　　・陰性が確定して不確実性の不安から解放され，それ以上の心配や検査などをせずに済む
(e) 予想されるリスクと不利益
　　＜陽性の結果が得られたとき＞
　　　・家族との関係に問題が生じる可能性，親族に伝える必要性
　　　・生命保険加入の問題
　　　・精神的ショックを受ける可能性
　　　・子どもに遺伝する可能性
　　＜陰性の結果が得られたとき＞
　　　・陰性の結果が出てもVHL病の可能性は完全に否定できない
　　　・上記のためVHL遺伝子が正常でも発症のリスクがある場合もある
　　　・家族中に陽性者がいる場合，問題が生じる可能性がある
(f) 検査を行わないことの利点，欠点
　　　・発症前診断はできないため，一般の臨床診断で対応する
　　　・将来に対する病気の発症についての不確実性がある
(g) 未成年者では15歳までは親権者の同意のみで行える
　　　16歳以上では親権者とともに対象者の同意も必要となる
(h) プライバシーの保護
(i) 検査を受けることの自由
上記 (a)–(h) の項目について説明して同意 (informed consent) を得る．

3) 遺伝的リスクの推定と評価（再発率と浸透率）
　(a) 再発率（子孫に遺伝する確率）　　　50%（2分の1）
　(b) 浸透率（発症するかどうかの可能性）　100%

4）遺伝子検査の結果の説明

遺伝子検査の結果は（a）-（d）に該当する．

(a) 病的遺伝子変異

VHL病の場合は病気を発症することが確定する遺伝子異常が塩基配列解析，MLPA法（大規模の遺伝子欠失を解析する方法）により約84％で確定できる．また，VHL病1型（Pheo －），VHL病2型（Pheo ＋）が過去の文献的な結果から推定できる．定期的臨床検査で早期診断が可能である．

(b) 病的かどうか判断が困難な変異

SNP（遺伝子多型による一塩基置換）などと判別が困難な変異が時に存在する．家族内の既発症患者の遺伝子検査の結果より推定する．

(c) 病的な意義のない変異

(d) 異常が認められない場合

この場合は臨床的診断に頼ることとなる．

5）遺伝子検査後のフォローアップ

検査後は，適宜カウンセリングを継続する．

3 遺伝カウンセリングの方法

遺伝カウンセリングでは非指示的対応，共感的理解，受容的態度のカウンセリングの3原則を守る必要がある．遺伝カウンセリングでは正確な遺伝医学の知識をわかりやすく伝えることにより，遺伝的問題で悩む患者家族の不安を取り除く．相談者の考え方，感受性，事前の知識，理解力，不安の大きさ，医療に対する信頼感が個々で異なることに注意する．

4 遺伝カウンセリングの際に考慮すべき事柄

遺伝カウンセリングは，予約制で時と場所を定めて行い，事前に血縁関係のわかる家系図を準備するよう患者に伝えることが望まれる[4,5]．

多くの遺伝病で，そのサポートグループが結成されている．患者の希望があればそのグループに連絡をとることを勧めてもよい．医療者側からは得られない情報，患者は自分だけではないという安堵感が得られる．VHL病では，ほっとChain（http://www.vhl-japan.org/）という患者会が存在する．

5 その他カウンセリングを行う際に注意すべき項目

就職，結婚，妊娠についても注意を払う．

今後も継続して遺伝カウンセリングができることを保障する．

参考論文

1) ヒトゲノム・遺伝子解析研究に関する倫理指針（平成 16 年 12 月 28 日全部改正）
2) 遺伝医学関連の学会等(10学会および研究会). 遺伝学的検査に関するガイドライン. 2003. 日本人類遺伝学会ホームページ. http://jshg.jp/resources/data/10academies.pdf
3) 信州大学医学部附属病院遺伝子診療部編ホームページ（Genotopia）. http://genetopia.md.shinshu-u.ac.jp/genetopia/basic/basic2.htm
4) 執印太郎, 吉川千明, 芦田真吾. Von Hippel-Lindau 病. 宇都宮譲二, 監修. 恒松由紀子, 湯浅保仁, 数間恵子, 他, 編. 家族性腫瘍遺伝カウンセリング―理論と実際―. 東京: 金原出版; 2000. p.297-301.
5) 福島義光. 専門医の行う遺伝カウンセリング. 宇都宮譲二, 監修. 恒松由紀子, 湯浅保仁, 数間恵子, 他, 編. 家族性腫瘍遺伝カウンセリング―理論と実際―. 東京: 金原出版; 2000. p.130-6.

8 各腫瘍の経過観察と治療ガイドライン

　この項で，各腫瘍の診断治療，経過観察について述べる．過去の経験からVHL病は幼小児期より発症し，VHL病の家系内で未発症の者や，遺伝子診断によってすでに潜在性患者と診断を受けている者の場合は発症前にある年齢からCT，MRIなどの検査を定期的に受けて経過観察を行うことが必要である．また，治療しても多くの腫瘍は再発性でありさらに経過観察を行う必要がある．この点からいくつかの腫瘍では特に発症前の診断を含む「経過観察」と「診断と治療」という2項目に分けて述べる．また，中枢神経系血管芽腫の項では「放射線治療」が特別な治療項目として位置づけられており，その評価を述べる必要があると考えられたので別項目として入れた．

1 > 中枢神経系血管芽腫

1 経過観察

要約

- ハイリスク群（遺伝子検査陽例，または家族歴がある場合，他臓器の発症でVHL病と診断された場合）は11歳より2年毎に造影MRI検査を行う．
- 小脳など：2cm以下，脊髄1cm以下の無症候性腫瘍でも囊胞や腫瘍周囲に浮腫を伴う場合は急速に増大する可能性があるので[1]，半年～1年に1回の経過観察を行う．

解説　Lonserらの報告[1]によると，脳脊髄血管芽腫の平均（範囲）発症年齢は，部位別でそれぞれ，小脳33（9～78）歳，脳幹32（12～46）歳，脊髄33（12～66）歳である．このデータをもとに，他の臓器病変の発症が先行し，VHL病と診断された場合は，11歳から脳脊髄MRI（造影T1，T1, T2, Flair像）を2年に1回行う．症候性腫瘍もしくは無症候性腫瘍（小脳：2cm以上，脊髄1cm以上）が発見された時点で摘出術もしくは定位照射を行う．そのサイズ以下の無症候性腫瘍でも囊胞や腫瘍周囲に浮腫を伴う場合は急速に増大する可能性があるので[2]，半年～1年に1回の経過観察を行う．

2 診断と治療

要約

- 中枢神経系の血管芽腫は症候性のものは脳幹深部髄内腫瘍を除いて手術摘出を行う．
- 無症候性腫瘍には原則的には症候性となったときに行うが脊髄腫瘍では1cm以上，または増大傾向があるものは無症状でも手術が推奨される．

解説

　中枢神経系の血管芽腫は主に小脳，脳幹，脊髄に発生する．MRIにて腫瘍が確認された症候性のものは脳幹深部髄内腫瘍の場合を除いて基本的に腫瘍摘出術が推奨される．脊髄腫瘍と脳幹部腫瘍は症状が進行すると摘出を行っても症状の著明な改善が少ないことから，症状が軽度であるうちに摘出手術を考慮する．実質性の腫瘍は全摘出を行い，囊胞を伴う腫瘍は，壁在結節のみ摘出する．

　無症候性の腫瘍に関しては，腫瘍実質・囊胞ともに一定速度で増大するとは限らず，ある時期に急速に増大することがあるので定期的なMRI検査を継続することが重要である．また囊胞は実質腫瘍よりも増大速度が速いため注意が必要である．

　小脳の無症候性腫瘍は症候性になってから手術を行うことを原則とするが，1）直径が2cm以上，2）画像上腫瘍または囊胞の急速に拡大をみたものは無症候性であっても手術による摘出が推奨される．

　脊髄腫瘍は無症候性でも，1）1cm以上，2）腫瘍の周辺に浮腫を伴うもの，または3）定期的なMRIにより腫瘍または囊胞の増大がみられるものは摘出を行う[9]．

　脳幹部腫瘍は，症候性または1cm以上の無症候性のもので，なおかつ脳幹表面に位置するものは早期手術による摘出術を考慮する．脳幹深部に存在するものは手術による摘出が困難なものもあり放射線治療も考慮する（第9章　フローチャート参照）．

3 > 網膜血管腫

要約

- 新生児より経過観察を開始する．
- 眼底検査により診断するが，蛍光眼底造影検査などの補助検査も重要である．
- 治療の基本は網膜光凝固であり合併症に対して手術を行う．
  傍視神経乳頭型では網膜光凝固が不可能な場合もある．

解説

1 経過観察 [31, 32]

　新生児で眼底検査を行う．眼底病変を認めない場合，3年毎に観察する．病変を認め視力に影響を及ぼす場合は適宜，影響を及ぼす可能性の低い場合は1年毎に観察する．

　他臓器病変を認めたため眼底検査を行う場合は，病変を認めなければ2年毎に観察する．病変を認め視力に影響を及ぼす場合は適宜，視力に影響を及ぼす可能性の低い場合は1年毎に観察する．

2 検査 [31, 32]

　眼底検査と細隙灯顕微鏡検査により診断する．病変を認める場合は蛍光眼底造影検査，網膜光干渉断層検査，超音波検査を行う．

3 治療

(a) 周辺部型

　網膜滲出性病変があれば網膜光凝固を行う[33]．網膜光凝固には病巣血管凝固と栄養血管凝固の2種類がある．合併症に対しては強膜内陥術や硝子体手術を行う．網膜冷凍凝固については慎重な実施が望ましい．

(b) 傍視神経乳頭型

　網膜滲出性病変を認め網膜光凝固可能な場合は網膜光凝固を行う[33]．不可能な場合の治療法は確立されていない．生物学的製剤硝子体注射[34]や光線力学療法[35]の効果が報告されているが，各施設の倫理委員会で審査を受ける必要がある（第9章　フローチャート参照）．

4 > 褐色細胞腫

要約
- VHL病2型家系では，2歳より問診と尿・血液のホルモン検査を開始，10歳より画像検査を導入し他の腹部病変と同時にスクリーニングを行う．
- 手術では可能な限り副腎部分切除を行い，皮質機能温存をはかる．また腹腔鏡などの低侵襲手技がすすめられる．

解説

VHLでは褐色細胞腫の発症がない家系（1型家系，VHL type 1）と，好発する家系（2型家系，type 2）が知られており，後者では90％以上の患者で褐色細胞腫の発症がみられる家系もある[36, 37]．発症年齢は3歳と早期からみられることがある．一方，VHL例は一般例よりホルモン活性，臨床症状が軽いものが多い[38-42]．

1 経過観察

家族歴より発症の可能性がある場合（VHL type 2家系），

(a)（2歳～生涯）：1×/年で，
  (1) 問診（褐色細胞腫に特有な症状の聴取）
  (2) 生化学検査
    ①（スクリーニング検査）随時尿メタネフリン・ノルメタネフリン（Cr補正）（基準値上限の3倍以上を陽性）
    ② 24時間酸性蓄尿による，メタネフリン，ノルメタネフリン検査，アドレナリン，ノルアドレナリン検査（基準値上限の3倍以上を陽性）
    ③ 血中カテコールアミン検査（基準値上限の2倍以上を陽性）

(b)（10歳以上で画像検査導入，他の腹部病変も同時にスクリーニング）：
腹部超音波 1×/年，腹部MRI 1×/2～3年

(c)（20歳以上～生涯）：
腹部CT 1×/1～2年
なお，MIBGシンチは被検者の負担が大きいので確定診断に用い，通常のスクリーニングとしてはすすめない．

2 診断と治療

　診断は一般例の褐色細胞腫と同様に行う．一方，画像検査で偶然みつかった，小さな非機能性のものでは経過観察が可能である．この場合，〜1×/6カ月のフォロー検査を行い，1) 生化学検査が陽性化，2) 腫瘍が3.5cm以上に増大，あるいは，3) 他の手術を予定する時点で褐色細胞腫の手術をすすめる[43]．治療は通常例と同様に切除手術を行う．VHLでは同時性，異時性に多発し，複数回の手術の可能性があるので，可能な限り部分切除により副腎皮質機能の温存をはかる．また腹腔鏡などの低侵襲手技がすすめられる[43,44]．

5 > 腎癌

要約

経過観察
- 腎癌診断のためのスクリーニングは 15 歳に開始し，生涯にわたり経過観察する．診断方法としては Dynamic CT（造影早期 CT）が推奨される．

診断と治療
- 腫瘍径が 2cm を超えたところで治療を考慮する．治療法としては腎温存手術が推奨される．
- 腎嚢胞については，サイズにかかわらず経過観察が推奨される．

解説

1 腎癌のスクリーニング（診断）および経過観察

　VHL 病に伴う腎癌の発症時期は 15 歳前後と考えられているため，腎癌のスクリーニングは 15 歳に開始する．画像診断法としては，Dynamic CT が最も優れているが，腎機能障害がある場合は MRI を用いる．経過観察中に腫瘍性病変が確認された場合，年 1～2 回画像診断を行い，腫瘍径が 2cm になるまで経過観察する．腫瘍径が 2cm になった段階で腎病変に対する治療を考慮する．腎内に腫瘍性病変を認めない場合は，3 年毎に画像診断を行う．腎癌は生涯にわたって発症のリスクがあるため，経過観察については生涯にわたり行う必要がある．

2 腎癌の治療

　腫瘍病変（固形腫瘍および嚢胞内腫瘍）が 2cm 以上になった時点で，腫瘍に対する治療を勧める．以前は，欧米のガイドラインに従い 3cm を基準としていたが，腎温存手術を考えた場合小径で治療を開始したほうが有利なこと，近年経皮的ラジオ波焼灼術（RFA）のような低侵襲治療が可能になったことを考慮して，2cm をカットオフとすることとした．手術の基本は，腎温存手術（腎部分切除術または腫瘍摘出術）であるが，腫瘍の存在部位（中心部発生例など），腫瘍発見時の腫瘍径が大きいものや腫瘍数が多数であるなどの理由で腎温存手術が技術的に困難な場合は腎全摘除術も選択される．また近年施設によっては先進治療として RFA（radiofrequency ablation，ラジオ波焼灼）も可能である．なお，腎嚢胞につ

3 放射線治療

要約

- 外科手術が困難な場合，定位放射線治療が考慮される．
- 脊髄・脳幹部発生のものも含めて効果は期待される．
- 無症候性病変に対する予防的照射は勧められない．
- 腫瘍制御率は治療後5年で8割ほどである．
- 拡大する囊胞には適切な治療法ではない．

解説

　放射線治療は，症候性となったものあるいは増大傾向を続ける腫瘍に対して，手術摘出リスクが高く適応でないと判断される時に第2選択肢として用いられる．文献上の報告例では定位放射線治療による腫瘍制御率（少なくとも腫瘍が増大しない）は治療後5年で80%以上である．2009年のMossらの報告では，定位放射線治療をされた31例82病変での局所制御率は，3年で85%，5年で82%であったとされる．5例で放射線壊死（平均腫瘍辺縁線量28.2Gy）が発生し，そのうちの2例が症候性であった．一方，照射前に症候性であった41病変中の36病変（88%）で臨床症状が改善した．しかし2010年にAsthagiriらは治療後5年の腫瘍制御率はMossらの報告同様83%であるが，10年では61%，15年では51%まで低下することを報告している．脊髄血管芽腫の治療成績は頭蓋内病変と同様である．拡大する囊胞成分が問題となる例には放射線治療の選択は適切ではない．VHL特有の問題は，定位放射線治療をした腫瘍に近接した部位に新たに腫瘍が増大した場合に，追加の照射では放射線照射野の重複が生じることである．

2 > 内耳リンパ嚢腫

要約

- 中枢神経系血管芽腫 Screening 時の MRI で同時に内耳リンパ嚢胞腺腫の有無を経過観察時に診断する．
- 発見された場合は聴力低下に注意しながら積極的に手術を行う．

解説

内耳リンパ嚢腫自体はまれな疾患であるが，欧米では VHL 病の 11-16%に合併することが報告されている[25, 26]．また片側の内耳リンパ嚢腫を合併する VHL 病患者の約 30%は対側の内耳リンパ嚢腫もいずれ発症する．平均（範囲）発症年齢は 22 (12-50) 歳である[23]．画像で腫瘍を認めた時点での症状は，聴力障害（100%），耳鳴り（77%），めまい，平衡感覚失調（62%），顔面神経麻痺（8%）である[23]．聴覚の喪失は平均 3〜6 カ月かけて進行することもあれば，突然起こることもある[27, 28]．一度聴力を失えばその回復は非常に困難である．早い段階で症状を監視し慎重に対処することは聴覚を温存するためには重要である．VHL 患者の約 60%にとらえがたい聴覚変調がある．画像検査では MRI の Flair 像が有用で，膜迷路で血腫を示唆する異常な信号は，微小な内耳リンパ嚢腫を示す所見であり，その時点で手術ができれば聴力を温存することが可能であると報告されている[29, 30]．したがって，脳脊髄血管芽腫と同様に 11 歳時から経過観察を行い，聴力の問診を忘れず，内耳リンパ嚢腫の存在を念頭に入れて，頭蓋内 MRI（特に Flair 像）で本腫瘍を見逃さないようにする．見つかれば手術を積極的に行う．

いては，サイズにかかわらず経過観察が推奨される．遠隔転移が出現または存在する症例に対しては，一般的な腎癌の有転移例と同様に腎癌診療ガイドラインに従い治療する（第9章フローチャート参照）．

6 > 膵神経内分泌腫瘍

1 経過観察

要約

- 包括的な腹部臓器の経過観察の一環として 15 歳より Dynamic CT 検査を行う.
- P-NET のない場合, 3 年毎に腹部 Dynamic CT 検査を行う.
- P-NET があり, 遠隔転移のない場合は治療適応について検討する.
    6 ～ 12 カ月後に腹部 Dynamic CT を再検し, 2 つの予後因子 (①最大腫瘍サイズ ≧ 2cm, ②腫瘍の倍増速度 ≦ 500 日) の数により次回の検査時期ならびに治療適応を決定する.
    ・予後因子＝ 0：2 ～ 3 年後に腹部 Dynamic CT 検査を行う.
    ・予後因子＝ 1：6 ～ 12 カ月後に再度腹部 Dynamic CT 検査を行う.
    ・予後因子＝ 2：治療を行う.
- P-NET があり, 遠隔転移を伴っている場合, 治療を行う.

解説

VHL 病の 8 ～ 17％の症例において膵神経内分泌性腫瘍 (pancreatic neuroendocrine tumor; P-NET) の合併がみられる[51]. VHL 病に合併する P-NET のほとんどは非機能性で無症候性であるが[51-53], 若年より腹部のサーベイランス検査が開始されるため, 一般の非機能性 P-NET に比べ早期に発見されることが多く[54], また, 診断時に遠隔転移のみられる症例は 11 ～ 20％と少ない[54]. VHL 病の有無によらず P-NET の発育は一般に緩徐である. P-NET が死亡原因となる症例は NIH (National Institutes of Health) における検討によると[52], VHL 病全体の 0.3％ (総数 633 例での検討), P-NET を合併した VHL 病の 1.9％ (総数 108 例での検討) であり, 予後は比較的良好である[52]. VHL 病における P-NET は褐色細胞腫との合併が多い傾向にあるが[54,55], 定説は得られていない[56].

これまで P-NET を合併した VHL 病の最年少報告例は 12 歳 (女性) で[57], 16 歳の報告例[52]が続く. 腎癌に対するサーベイランスは 15 歳から開始されること, 放射線被曝の影響, 造影剤による腎障害などを考慮し, 包括的な腹部臓器のサーベイランスとして 15 歳より腹部 Dynamic CT 検査を開始する (第 9 章 経過観察フローチャート参照). 小さい P-NET の描出感度は Dynamic CT 検査が最も優れているが[58], 超音波内視鏡 (EUS) が最も優れているとの報告もある. 肝転移病変では MRI が有効なこともある[59]. なお, 腹部造影 CT 検査では腎癌の膵臓転移巣が P-NET と同様の hypervascular な腫瘍性病変として描出され

るため，注意が必要である．

　初回の腹部CTサーベイランス（15歳時）においてP-NETのない場合は，3年後（毎）の腹部Dynamic CT検査が推奨される．一方，P-NETがあり，遠隔転移を伴っている症例は治療適用となる（下記「診断と治療」を参照）．P-NETのサーベイランスにおいて問題となるのは，P-NETがあり遠隔転移のない症例の取り扱いである．一般の非機能性P-NETは悪性が多いため，すべて手術の適応と考えられている[60,61]．またI型多発性内分泌腺腫症患者に発症した非機能性P-NETも，肝転移が認められる前に早期に手術すべきと考えられている[62]．しかしVHL病におけるP-NETは，1）多発あるいは再発が多いこと，2）VHL病では腎癌合併例も少なくなく，それだけで複数回の手術が必要なことがあることからP-NET手術適応の決定には慎重を要する．

　P-NETを合併したVHL病の予後因子として，①最大腫瘍径≧3cm，②VHL遺伝子エクソン3の変異，③腫瘍の倍増速度≦500日の3つが報告されている[52]．これら3つの予後因子のない症例あるいは1因子のみを有する症例では遠隔転移がみられないのに対し，2因子をもつ症例では33%，3因子を有する症例では67%に遠隔転移が見られる[52]．しかし，遺伝子検査は全症例で施行されないこと，遺伝子異常の検出率は80%程度であることより[63]，わが国のVHL病サーベイランスに遺伝子検査結果を含むのは時期尚早と考えられる．

　一方，腫瘍の最大径，倍増速度は悪性度を反映すると考えられ，手術適応を判断するうえで重要な因子である．P-NETがあり遠隔転移のない症例では，腫瘍の増殖速度の判定のため，6～12カ月後に再度腹部Dynamic CT検査を行う．この際，腫瘍径≧2cmの症例ではより短い検査間隔（6カ月後），腫瘍径＜2cmの症例では1年後の再検査が推奨される．なお，上記のように遺伝子検査結果を予後因子から除外したこと，2cm径のP-NETでも遠隔転移のある症例があること[52]，一般の（VHL病のない）非機能性P-NETでは腫瘍径にかかわらず手術が推奨されていること[60,61]を考慮し，予後因子における最大腫瘍径を2cm以上とした．

　2回目のサーベイランスCT検査により2つの予後因子（①最大腫瘍サイズ≧2cm，②腫瘍の倍増速度≦500日）を判定し，経過観察ならびに治療適応を決定する．すなわち，2つの予後因子のない症例は2～3年後に，1因子をもつ症例では6～12カ月後に3回目のサーベイランスCT検査を行う（第9章　経過観察フローチャート参照）．一方，2因子とも陽性の症例は転移の可能性が高く，何らかの治療が必要である．

2 診断と治療

要約

- 治療適応ありとされる症例には以下の原則に従い治療を行う．
  - 遠隔転移の有無にかかわらず，切除可能な症例は手術を行う．
  - 手術は腫瘍核出術を基本とし，可能な限り膵機能を温存する術式を考慮する．
- 手術不可能，非根治手術または術後に再発した症例では，治療にあたり腫瘍の分化度（WHO 分類）を考慮する．
  - Neuroendocrine carcinoma（NEC）の場合，CDDP および VP-16 併用の全身化学療法を考慮する（保険適応なし）．
  - NET G1, G2 の場合，全身化学療法についてのコンセンサスはない．分子標的薬としては mTOR 阻害薬のエベロリムス（アフィニトール）が，本邦にて進行性 P-NET に対し近日中に保険承認される見通しである．他には分子標的薬（スニチニブなど）の臨床試験へ参加，Octreotide（サンドスタチン LAR®）投与（非機能性 PNET には保険適応なし），あるいは経過観察とする．
- 肝転移が存在する場合，いずれの組織型においても腫瘍塞栓術，抗癌剤肝動注，ラジオ波焼灼などの治療を考慮する．

解説

WHO では P-NET を生物学的活性，転移の有無，Ki-67/MIB-1 指数，病理組織学的分化度，血管への浸潤，腫瘍径に基づいて，高分化型膵神経内分泌腫瘍，高分化型膵神経内分泌癌，低分化型膵神経内分泌癌に分類してきた．（表1）[64,65]．WHO 分類は 2010 年にさらに改訂され，NET G1, G2, NEC（neuroendocrine carcinoma）と分類された．旧分類との対比を表2に示す[66]．また，VHL 病における P-NET はほとんど非機能性であるが，一般の非機能性 P-NET の場合，低分化腫瘍，結節性の転移，肝転移，Ki-67>5%，体重減少の5つの因子と予後に間に有意な相関がみられる[67]．したがって，これらの予後因子の有無により，治療方針が異なる．

上記のサーベイランスにより治療適応ありとされる症例には以下の原則に従い治療を行う（第9章 治療フローチャート参照）．すなわち，遠隔転移の有無にかかわらず，切除可能な腫瘍は核出術を行う．手術は腫瘍核出術を基本とし，可能な限り膵機能を温存する術式を考慮する．また，P-NET の手術に際し，他の腹部臓器の合併疾患に対する手術時期も考慮する．手術不可能，非根治手術または術後に再発した症例では組織学的検索を行う．WHO 分類における WHO 分類 2010 における NEC の場合，CDDP および VP-16 併用の全身化学療法の

適応となる（保険適応なし）[68]．WHO分類2010におけるNET G1, G2の場合，確立した全身化学療法のコンセンサスはないが，欧米ではStreptozotocin（STZ）＋ Doxorubicin併用療法などが用いられている．NCCNガイドライン（2009年）では，他に分子標的薬（mTOR阻害剤）などの臨床試験，サンドスタチン投与（非機能性腫瘍には保険適応なし），または経過観察の選択肢が提示されている[69]．Octreotide（サンドスタチンLAR®）投与が切除不能の高分化型非機能性の中腸神経内分泌腫瘍の予後を改善したとの報告がある（PROMID試験）[70]．また，Octreotideについては，非機能性P-NETの進展抑制効果も期待されているが保険適応はない．最近行われた臨床試験RADIANT-3の結果[71]を受け，進行性P-NETに対しmTOR阻害薬であるエベロリムス（アフィニトール）の保険適応が，近日中に本邦で承認される見通しである．また最近Sunitinibの臨床試験が行われ，P-NETに対して有効性が報告されている[72]．なお，いずれの組織型でも肝転移が存在する場合は，塞栓術，抗癌剤肝動注，ラジオ波焼灼などの治療も考慮すべきである[73,74]．

表1　P-NETのWHO分類

WHO分類	高分化型 膵神経内分泌腫瘍	高分化型 膵神経内分泌癌	低分化型 膵神経内分泌癌
生物学的活性	良性／低悪性度	低悪性度	高悪性度
転移	−	＋／−	＋
Ki-67/MIB-1指数（％）	＜2	2〜20	＞20
病理組織学的分化度	高分化	高分化	低分化
血管浸潤	−	＋	＋

表2　膵内分泌腫瘍のWHO病理組織分類（2000年，2010年）

WHO 2000	WHO 2010
1　Well-differentiated endocrine tumor (WDET)	1　NET G1 高分化 G1: 細胞分裂数 <2個/10高倍視野 and/or ≦2% Ki-67 index
2　Well-differentiated endocrine carcinoma (WDEC)	2　NET G2 高分化 G2: 細胞分裂数 2〜20個/10高倍視野 and/or 3〜20% Ki-67 index
3　Poorly-differentiated endocrine carcinoma / small cell carcinoma (PDEC)	3　NEC（large cell or small cell type） 低分化 G3: 細胞分裂数 >20個/10高倍視野 and/or >20% Ki-67 index

NET: neuroendocrine tumor　　NEC: neuroendocrine carcinoma

7 > 膵嚢胞性病変（漿液性嚢胞腺腫）

要約

膵嚢胞性病変の経過観察
- 臨床症状（他臓器の圧迫症状など）のない場合，特に経過観察の必要はない．
P-NET に対する経過観察に際し膵嚢胞性病変についても評価する．

膵嚢胞性病変の診断治療
- 臨床症状（他臓器の圧迫症状）の出現時に切除術を考慮する．

解説

　VHL 病の 7 〜 71％の症例において膵嚢胞性病変がみられ，組織型の判明した症例ではほとんどが漿液性嚢胞腺腫（Serous cystadenoma：SCA）である[75-77]．膵臓 SCA の悪性化はごくまれであり，嚢胞径が大きくなり他臓器の圧迫症状などの臨床症状が出現するまで，経過観察あるいは治療の必要はない[78]．ただし，成人の VHL 症例では，悪性化する可能性のある他の膵嚢胞性病変（膵管内乳頭粘液性腫瘍および粘液性嚢胞腫瘍）との鑑別に注意が必要である．

8 > 精巣上体囊腫

要約
- 診断は触診と超音波検査によって行う．
- 一般に無症状であり悪性化のおそれはなく治療の必要はない．

解説
男性患者で1型，2型にかかわらず同じ頻度で25-60%の患者に10歳代で発生する．片側性，両側性，多発性である．平均10×14mm程度の大きさとなる．症状としては陰嚢の違和感などがある．病理的には拡張した精管の像であり多発性嚢胞を示す[79]．両側性の場合は不妊症の可能性がある．ただし不妊を防ぐ方法はない．診断は触診と超音波検査によって行う[79,80]．鑑別診断は精巣腫瘍があげられる．悪性化の可能性はないため腫瘍摘出などの治療は必要なく保存的な経過観察でよい．過去に腎癌の精巣上体転移例があるため注意が必要である（第9章　フローチャート参照）．

参考論文

1 中枢神経系血管芽腫

1) Lonser RR, Glenn GM, Walther M, et al. von Hippel-Lindau disease. Lancet. 2003; 361: 2059-67.
2) Ammerman JM, Lonser RR, Dambrosia J, et al. Long-term natural history of hemangioblastomas in patients with von Hippel-Lindau disease: implications for treatment. J Neurosurg. 2006; 105: 248-55.
3) Wanebo JE, Lonser RR, Glenn GM, et al. The natural history of hemangioblastomas of the central nervous system in patients with von Hippel–Lindau disease. J Neurosurg. 2003; 98: 82–94.
4) Jagannathan J, Lonser RR, et al. Surgical management of cerebellar hemangioblastomas in patients with von Hippel-Lindau disease. J Neurosurg. 2008; 108(2): 210-22.
5) Lonser RR, Weil RJ, Wanebo JE, et al. Surgical management of spinal cord hemangioblastomas in patients with von Hippel-Lindau disease. J Neurosurg. 2003; 98(1): 106-16.
6) Weil RJ, Lonser RR, DeVroom HL, et al. Surgical management of brainstem hemangioblastomas in patients with von Hippel-Lindau disease. J Neurosurg. 2003; 98(1): 95-105.
7) Ammerman JM, Lonser RR, Dambrosia J, et al. Long-term natural history of hemangioblastomas in patients with von Hippel-Lindau disease: implications for treatment. J Neurosurg. 2006; 105(2): 248-55.
8) Kanno H, Yamamoto I, Nishikawa R, et al. Spinal cord hemangioblastomas in von Hippel-Lindau disease. Spinal Cord. 2009; 47(6): 447-52.
9) Van Velthoven V, Reinacher PC, Klisch J, et al. Treatment of intramedullary hemangioblastomas, with special attention to von Hippel-Lindau disease. Neurosurgery. 2003; 53: 1306-14.
10) Ammerman JM, Lonser RR, Dambrosia J, et al. Long-term natural history of hemangioblastomas in patients with von Hippel–Lindau disease: implications for treatment. J Neurosurg. 2006; 105: 248-55.
11) Chang SD, Meisel JA, Hancock SL, et al. Treatment of hemangioblastomas in von Hippel-Lindau disease with linear accelerator-based radiosurgery. Neurosurgery. 1998; 43(1): 28-34; discussion 34-5.
12) Jawahar A, Kondziolka D, Garces YI, et al. Stereotactic radiosurgery for hemangioblastomas of the brain. Acta Neurochir(Wien). 2000; 142(6): 641-4; discussion 644-5.
13) Kano H, Niranjan A, Mongia S, et al. The role of stereotactic radiosurgery for intracranial hemangioblastomas. Neurosurgery. 2008; 63(3): 443-50; discussion 450-1.
14) Koh ES, Nichol A, Millar BA, et al. Role of fractionated external beam radiotherapy in hemangioblastoma of the central nervous system. Int J Radiat Oncol Biol Phys. 2007; 69(5): 1521-6.
15) Matsunaga S, Shuto T, Inomori S, et al. Gamma knife radiosurgery for intracranial haemangioblastomas. Acta Neurochir (Wien). 2007; 149(10): 1007-13; discussion 1013.
16) Moss JM, Choi CY, Adler JR Jr, et al. Stereotactic radiosurgical treatment of cranial and spinal hemangioblastomas. Neurosurgery. 2009; 65(1): 79-85; discussion 85.
17) Niemelä M, Lim YJ, Söderman M, et al. Gamma knife radiosurgery in 11 hemangioblastomas. J Neurosurg. 1996; 85(4): 591-6.
18) Park YS, Chang JH, Chang JW, et al. Gamma knife surgery for multiple hemangioblastomas. J Neurosurg. 2005; 102(Suppl): 97-101.
19) Patrice SJ, Sneed PK, Flickinger JC, et al. Radiosurgery for hemangioblastoma: results of a multiinstitutional experience. Int J Radiat Oncol Biol Phys. 1996; 35(3): 493-9.
20) Smalley SR, Schomberg PJ, Earle JD, et al. Radiotherapeutic considerations in the treatment of hemangioblastomas of the central nervous system. Int J Radiat Oncol Biol Phys. 1990; 18: 1165-71.
21) Tago M, Terahara A, Shin M, et al. Gamma knife surgery for hemangioblastomas. J Neurosurg. 2005; 102(Suppl): 171-4.
22) Wang EM, Pan L, Wang BJ, et al. The long-term results of gamma knife radiosurgery for hemangioblastomas of the brain. J Neurosurg. 2005; 102(Suppl): 225-9.

2 内耳リンパ嚢腫

23) Lonser RR, Glenn GM, Walther M, et al. von Hippel-Lindau disease. Lancet. 2003; 361: 2059-67.
24) Ammerman JM, Lonser RR, Dambrosia J, et al. Long-term natural history of hemangioblastomas in patients with von Hippel-Lindau disease: implications for treatment. J Neurosurg. 2006; 105: 248-55.

25) Manski TJ, Heffner DK, Glenn GM, et al. Endolymphatic sac tumors. A source of morbid hearing loss in von Hippel-Lindau disease. JAMA. 1997; 277: 1461-6.
26) Choo D, Shotland L, Mastroianni M, et al. Endolymphatic sac tumors in von Hippel-Lindau disease. J Neurosurg. 2004; 100: 480-7.
27) Lonser RR, Kim HJ, Butman JA, et al. Tumors of the endolymphatic sac in von Hippel-Lindau disease. N Engl J Med. 2004; 350: 2481-6.
28) Kim HJ, Butman JA, Brewer C, et al. Tumors of the endolymphatic sac in patients with von Hippel-Lindau disease: implications for their natural history, diagnosis, and treatment. J Neurosurg. 2005; 102: 503-12.
29) Sugiura M, Naganawa S, Teranishi M, et al. Three-dimensional fluid-attenuated inversion recovery magnetic resonance imaging findings in patients with sudden sensorineural hearing loss. Laryngoscope. 2006; 116: 1451-4.
30) Jagannathan J, Butman JA, Lonser RR, et al. Endolymphatic sac tumor demonstrated by intralabyrinthine hemorrhage. Case report. J Neurosurg. 2007; 107: 421-5.

3 網膜血管腫

31) Dollfus H, Massin P, Taupin P, et al. Retinal hemangioblastoma in von Hippel-Lindau disease: a clinical and molecular study. Invest Ophthalmol Vis Sci. 2002; 43(9): 3067-74.
32) Webster AR, Maher ER, Moore AT. Clinical characteristics of ocular angiomatosis in von Hippel-Lindau disease and correlation with germline mutation. Arch Ophthalmol. 1999; 117(3): 371-8.
33) Singh AD, Nouri M, Shields CL, et al. Treatment of retinal capillary hemangioma. Ophthalmology. 2002; 109(10): 1799-806.
34) Aiello LP, George DJ, Cahill MT, et al. Rapid and durable recovery of visual function in a patient with von hippel-lindau syndrome after systemic therapy with vascular endothelial growth factor receptor inhibitor su5416. Ophthalmology. 2002; 109(9): 1745-51.
35) Schmidt-Erfurth UM, Kusserow C, Barbazetto IA, et al. Benefits and complications of photodynamic therapy of papillary capillary hemangiomas. Ophthalmology. 2002; 109(7): 1256-66.

4 褐色細胞腫

36) Lonser RR, Glenn GM, Walther M, et al. von Hippel-Lindau disease. Lancet. 2003; 361(9374): 2059-67.
37) Chen F, Kishida T, Yao M, et al. Germline mutations in the von Hippel-Lindau disease tumor suppressor gene: correlations with phenotype. Hum Mutat. 1995; 5(1): 66-75.
38) Walther MM, Reiter R, Keiser HR, et al. Clinical and genetic characterization of pheochromocytoma in von Hippel-Lindau families: comparison with sporadic pheochromocytoma gives insight into natural history of pheochromocytoma. J Urol. 1999; 162(3 Pt 1): 659-64.
39) Gimenez-Roqueplo AP, Lehnert H, Mannelli M, et al. European Network for the Study of Adrenal Tumours (ENS@T) Pheochromocytoma Working Group. Phaeochromocytoma, new genes and screening strategies. Clin Endocrinol(Oxf). 2006; 65(6): 699-705.
40) Eisenhofer G, Lenders JW, Linehan WM, et al. Plasma normetanephrine and metanephrine for detecting pheochromocytoma in von Hippel-Lindau disease and multiple endocrine neoplasia type 2. N Engl J Med. 1999; 340(24): 1872-9.
41) Eisenhofer G, Walther MM, Huynh TT, et al. Pheochromocytomas in von Hippel-Lindau syndrome and multiple endocrine neoplasia type 2 display distinct biochemical and clinical phenotypes. J Clin Endocrinol Metab. 2001; 86(5): 1999-2008.
42) Eisenhofer G, Huynh TT, Elkahloun A, et al. Differential expression of the regulated catecholamine secretory pathway in different hereditary forms of pheochromocytoma. Am J Physiol Endocrinol Metab. 2008; 295(5): E1223-33.
43) Maranchie JK, Walther MM. Early identification of patients with von Hippel-Lindau disease at risk for pheochromocytoma. Curr Urol Rep. 2001; 2(1): 24-30.
44) Yip L, Lee JE, Shapiro SE, et al. Surgical management of hereditary pheochromocytoma. J Am Coll Surg. 2004; 198(4): 525-34; discussion 534-5.

5 腎癌

45) Shinohara N, Nonomura K, Harabayashi T, et al. Nephron sparing surgery for renal cell carcinoma in von Hippel-Lindau disease. J Urol. 1995; 154(6): 2016-9.
46) Farrell MA, Charboneau WJ, DiMarco DS, et al. Imaging-guided radiofrequency ablation of solid renal tumors. AJR Am J Roentgenol. 2003; 180(6): 1509-13.
47) Grubb RL 3rd, Choyke PL, Pinto PA, et al. Management of von Hippel-Lindau-associated kidney cancer. Nat Clin Pract Urol. 2005; 2(5): 248-55.
48) Matin SF, Ahrar K, Wood CG, et al. Patterns of intervention for renal lesions in von Hippel-Lindau disease. BJU Int. 2008 ;102(8): 940-5.
49) Roupret M, Hopirtean V, Mejean A, et al. Nephron sparing surgery for renal cell carcinoma and von Hippel-Lindau's disease: a single center experience. J Urol. 2003; 170(5): 1752-5.
50) 腎癌診療ガイドライン．日本泌尿器科学会，編．2007.
http://minds.jcqhc.orjp/stc/0057/1/0057_G0000158_GL.html

6 膵神経内分泌腫瘍

51) Lonser RR, Glenn GM, Walther M, et al. von Hippel-Lindau disease. Lancet. 2003; 361: 2059-67.
52) Blansfield JA, Choyke L, Morita SY, et al. Clinical, genetic and radiographic analysis of 108 patients with von Hippel-Lindau disease(VHL)manifested by pancreatic neuroendocrine neoplasms(PNETs). Surgery. 2007; 142: 814-8.
53) Hough DM, Stephens DH, Johnson CD, et al. Pancreatic lesions in von Hippel-Lindau disease: prevalence, clinical significance, and CT findings. AJR Am J Roentgenol. 1994; 162: 1091-4.
54) Yamasaki I, Nishimori I, Ashida S, et al. Clinical characteristics of pancreatic neuroendocrine tumors in Japanese patients with von Hippel-Lindau disease. Pancreas. 2006; 33: 382-5.
55) Binkovitz LA, Johnson CD, Stephens DH. Islet cell tumors in von Hippel-Lindau disease: increased prevalence and relationship to the multiple endocrine neoplasias. AJR Am J Roentgenol. 1990; 155: 501-5.
56) Hammel PR, Vilgrain V, Terris B, et al. Pancreatic involvement in von Hippel-Lindau disease. The Groupe Francophone d'Etude de la Maladie de von Hippel-Lindau. Gastroenterology. 2000; 119: 1087-95.
57) Langrehr JM, Bahra M, Kristiansen G, et al. Neuroendocrine tumor of the pancreas and bilateral adrenal pheochromocytomas. A rare manifestation of von Hippel-Lindau disease in childhood. J Pediatr Surg. 2007; 42: 1291-4.
58) Plöckinger U, Rindi G, Arnold R, et al. European Neuroendocrine Tumour Society. Guidelines for the diagnosis and treatment of neuroendocrine gastrointestinal tumours. A consensus statement on behalf of the European Neuroendocrine Tumour Society(ENETS). Neuroendocrinology. 2004; 80: 394-424.
59) Reznek RH. CT/MRI of neuroendocrine tumours. Cancer Imaging. 2006; 6: S163-77.
60) Triponez F, Goudet P, Dosseh D, et al. French Endocrine Tumor Study Group. Is surgery beneficial for MEN1 patients with small(< or = 2 cm), nonfunctioning pancreaticoduodenal endocrine tumor? An analysis of 65 patients from the GTE. World J Surg. 2006; 30: 654-62.
61) Lairmore TC, Chen VY, DeBenedetti MK, et al. Duodenopancreatic resections in patients with multiple endocrine neoplasia type 1. Ann Surg. 2000; 231: 909-18.
62) Imamura M. Recent standardization of treatment strategy for pancreatic neuroendocrine tumors. World J Gastroenterol. 2010; 16: 4519-4525.
63) Hattori K, Teranishi J, Stolle C, et al. Detection of germline deletions using real-time quantitative polymerase chain reaction in Japanese patients with von Hippel-Lindau disease. Cancer Sci. 2006; 97: 400-5.
64) Solcia E, Klöppel G, Sobin LH. Histological Typing of Endocrine Tumours, ed 2. WHO International Histological Classification of Tumours. Berlin: Springer, 2000.
65) Kloppel G, Anlauf M. Epidemiology, tumour biology and histopathological classification of neuroendocrine tumours of the gastrointestinal tract. Best Pract Res Clin Gastroenterol. 2005; 19: 507-17.
66) Bosman FT, Carneiro F, Hruban RH, et al. WHO classification of tumor of the digestive system. Lyon: IARC Press, 2010.
67) Bettini R, Boninsegna L, Mantovani W, et al. Prognostic factors at diagnosis and value of WHO classification in a mono-institutional series of 180 non-functioning pancreatic endocrine tumours. Ann Oncol. 2008; 19: 903-8.

68) Vilar E, Salazar R, Pérez-García J, et al. Chemotherapy and role of the proliferation marker Ki-67 in digestive neuroendocrine tumors. Endocr Relat Cancer. 2007; 14: 221-32.
69) NCCN guideline for neuroendocrine tumor.
http://www.nccn.org/professionals/physician_gls/PDF/neuroendocrine.pdf
70) Rinke A, Müller HH, Schade-Brittinger C, et al. PROMID Study Group. Placebo-controlled, double-blind, prospective, randomized study on the effect of octreotide LAR in the control of tumor growth in patients with metastatic neuroendocrine midgut tumors: a report from the PROMID Study Group. J Clin Oncol. 2009; 27: 4656-63.
71) Yao JC, Shah MH, Ito T, et al. Everolimus for advanced pancreatic neuroendocrine tumors. N Engl J Med. 2011; 364: 514-23.
72) Raymond E, Dahan L, Raoul JL, et al. Sunitinib malate for the treatment of pancreatic neuroendocrine tumors. N Engl J Med. 2011; 364: 501-13.
73) Modlin IM, Oberg K, Chung DC, et al. Gastroenteropancreatic neuroendocrine tumours. Lancet Oncol. 2008; 9: 61-72.
74) Libutti SK, Choyke PL, Bartlett DL, et al. Pancreatic neuroendocrine tumors associated with von Hippel Lindau disease: diagnostic and management recommendations. Surgery. 1998; 124: 1153-9.

7 膵嚢胞性病変（漿液性嚢胞腺腫）

75) Hough DM, Stephens DH, Johnson CD, et al. Pancreatic lesions in von Hippel-Lindau disease: prevalence, clinical significance, and CT findings. AJR Am J Roentgenol. 1994; 162: 1091-4.
76) Hammel PR, Vilgrain V, Terris B, et al. Pancreatic involvement in von Hippel-Lindau disease. The Groupe Francophone d'Etude de la Maladie de von Hippel-Lindau. Gastroenterology. 2000; 119: 1087-95.
77) Neumann HP, Dinkel E, Brambs H, et al. Pancreatic lesions in the von Hippel-Lindau syndrome. Gastroenterology. 1991; 101: 465-71.
78) Lonser RR, Glenn GM, Walther M, et al. von Hippel-Lindau disease. Lancet. 2003; 361: 2059-67.

8 精巣上体嚢腫

79) Choyke PL, Glenn GM, Wagner JP, et al. Epididymal cystadenomas in von Hippel-Lindau disease. Urology. 1997; 49(6): 926-31.
80) Lonser RR, Glenn GM, Walther M, et al. von Hippel-Lindau disease. Lancet. 2003; 361: 2059-67.

9 各腫瘍の経過観察および治療フローチャート

表　各疾患の経過観察について（検査開始時期）

疾患名	0-9歳	10-19歳	20歳以上
網膜血管腫	0歳〜　眼底検査 ＜病変なし＞3年に1回 ＜病変あり＞1年に1回		
褐色細胞腫	2歳〜 問診・生化学検査	1年に1回 腹部超音波 2〜3年に1回 腹部MRI	1〜2年に1回 腹部CT
中枢神経系血管芽腫 （含む内耳リンパ嚢腫）		11歳〜 2年に1回脳脊髄MRI	
腎癌		15歳〜　腹部CT※ ＜病変なし＞3年に1回 ＜病変あり＞1年に1-2回	
膵神経内分泌 腫瘍（膵嚢胞）		15歳〜　腹部CT ＜病変なし＞3年に1回 ＜病変あり＞1年に1-2回	

※腎機能障害がある場合は腹部MRI
　腎臓，副腎，膵臓の画像検査は，各診療科の協力によりできる限り，少ない回数で行う．

1 > 中枢神経系血管芽腫

■ 診断・治療フローチャート

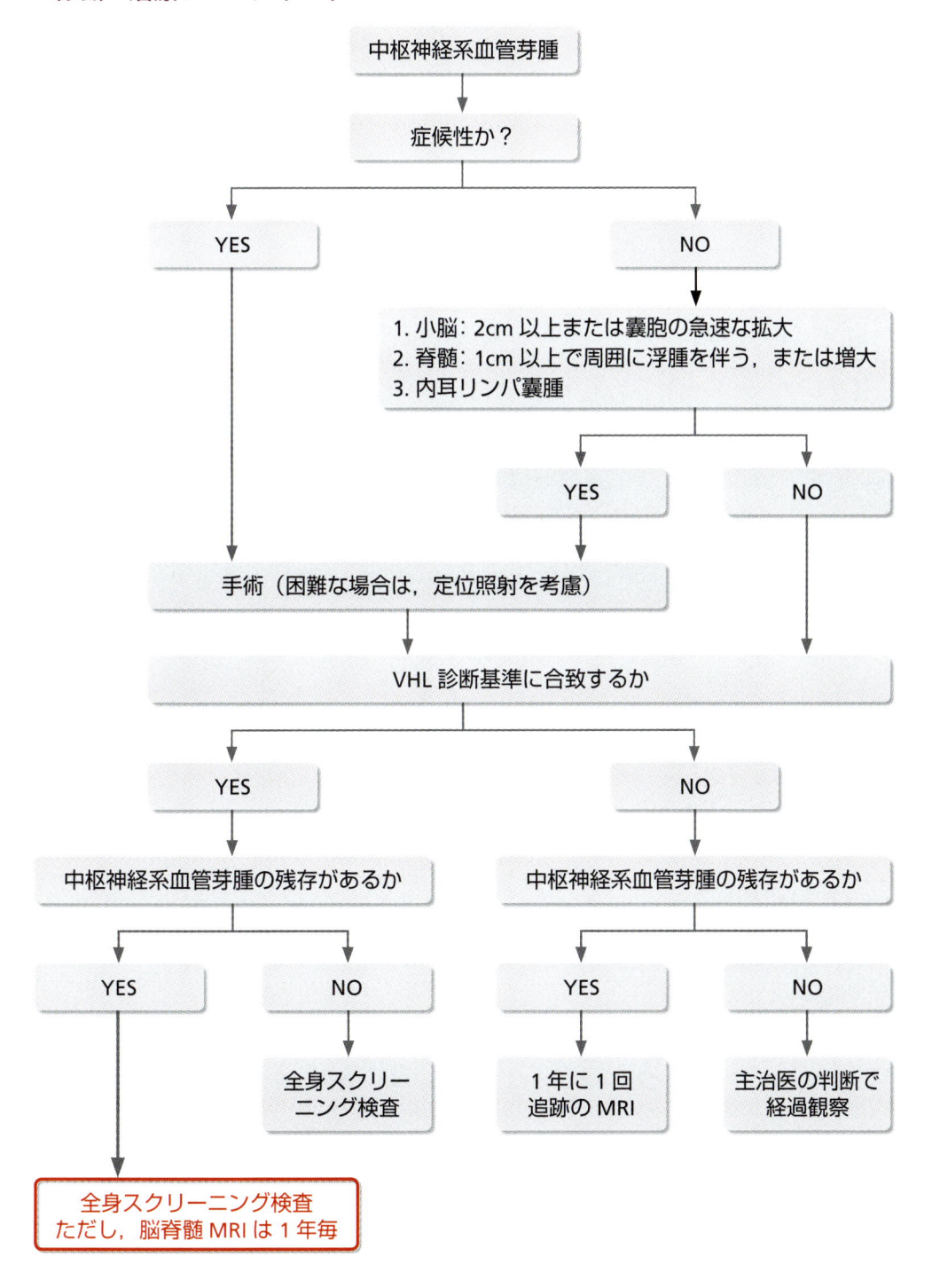

```
                      中枢神経系血管芽腫
                              ↓
                         症候性か？
                       ↙         ↘
                    YES           NO
                     │             ↓
                     │    1. 小脳：2cm 以上または嚢胞の急速な拡大
                     │    2. 脊髄：1cm 以上で周囲に浮腫を伴う，または増大
                     │    3. 内耳リンパ嚢腫
                     │           ↙      ↘
                     │         YES       NO
                     │          ↓         │
                     ↓          ↓         │
              手術（困難な場合は，定位照射を考慮）
                              ↓           │
                    VHL 診断基準に合致するか ←┘
                       ↙         ↘
                    YES           NO
                     ↓             ↓
           中枢神経系血管芽腫の残存があるか    中枢神経系血管芽腫の残存があるか
              ↙       ↘                    ↙         ↘
            YES        NO                YES          NO
             ↓          ↓                 ↓            ↓
                   全身スクリー        1年に1回      主治医の判断で
                   ニング検査         追跡の MRI     経過観察
             ↓
    全身スクリーニング検査
    ただし，脳脊髄 MRI は 1 年毎
```

2 > 網膜血管腫

1 経過観察フローチャート

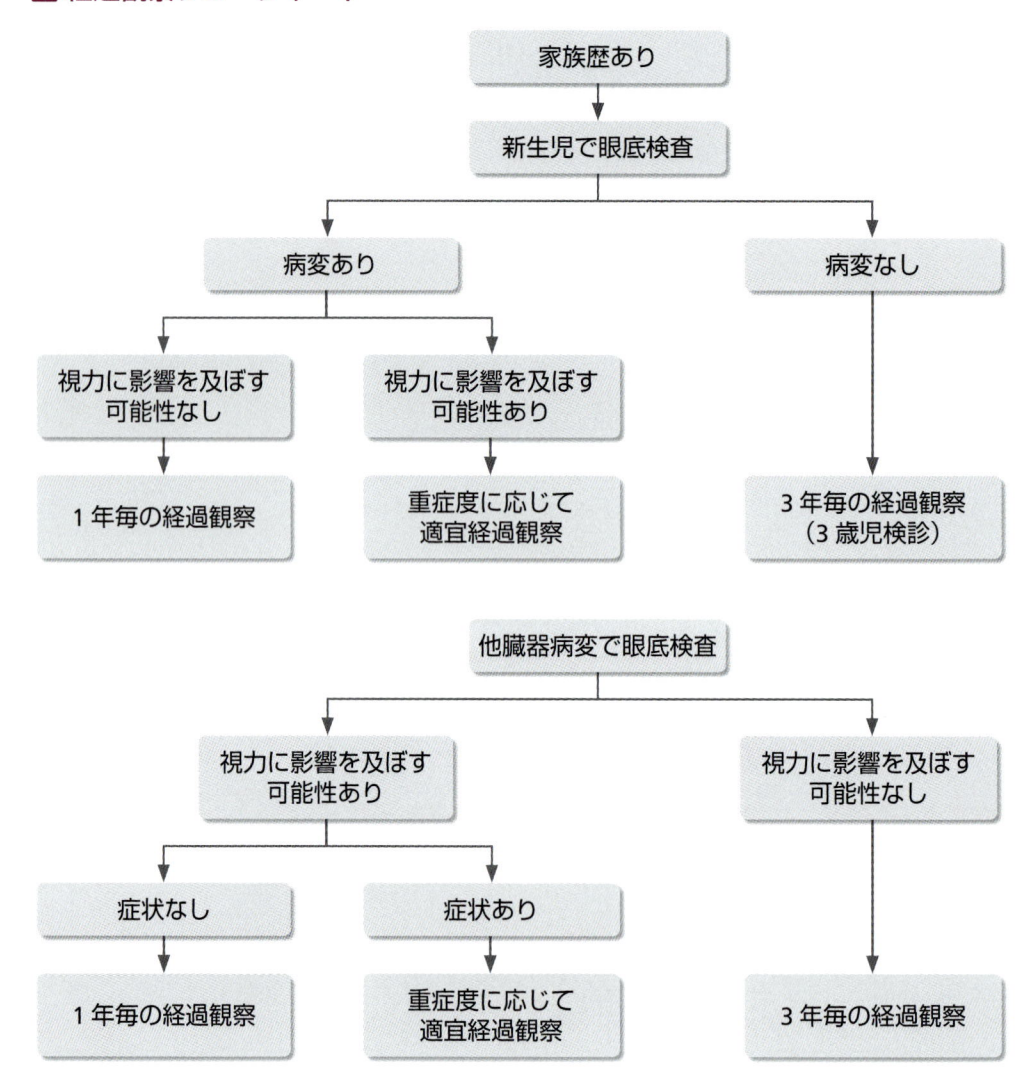

```
家族歴あり
    ↓
新生児で眼底検査
    ├──────────────────────────┐
  病変あり                    病変なし
    ├────────────┐              ↓
視力に影響を及ぼす  視力に影響を及ぼす  3年毎の経過観察
可能性なし        可能性あり      （3歳児検診）
    ↓              ↓
1年毎の経過観察  重症度に応じて
                適宜経過観察
```

```
他臓器病変で眼底検査
    ├──────────────────────────┐
視力に影響を及ぼす            視力に影響を及ぼす
可能性あり                    可能性なし
    ├────────────┐              ↓
 症状なし       症状あり      3年毎の経過観察
    ↓            ↓
1年毎の経過観察  重症度に応じて
                適宜経過観察
```

2 検査フローチャート

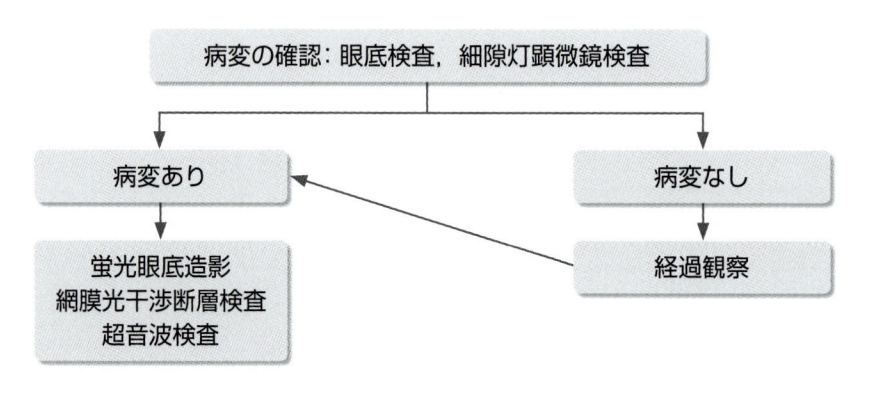

```
病変の確認：眼底検査，細隙灯顕微鏡検査
    ├──────────────────┐
  病変あり ←──────    病変なし
    ↓                    ↓
蛍光眼底造影           経過観察
網膜光干渉断層検査
超音波検査
```

3 治療導入時期　目標：機能障害を最小限にする

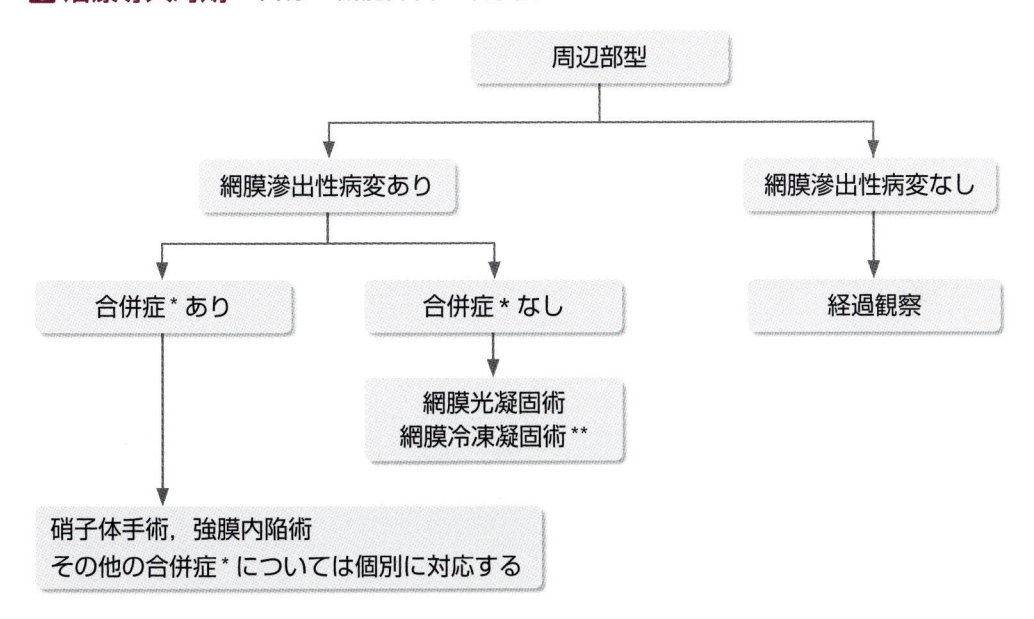

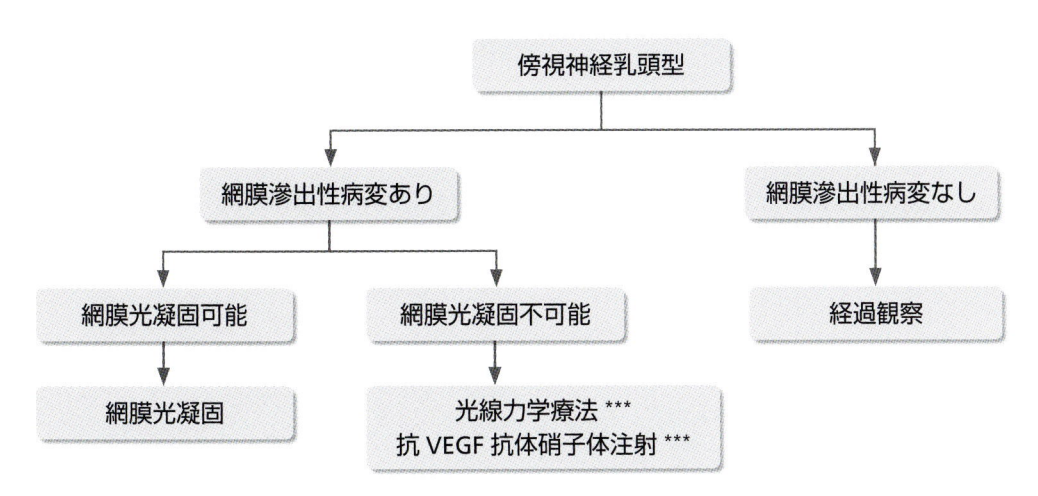

```
周辺部型
├── 網膜滲出性病変あり
│   ├── 合併症*あり
│   │   └── 硝子体手術，強膜内陥術
│   │       その他の合併症*については個別に対応する
│   └── 合併症*なし
│       └── 網膜光凝固術
│           網膜冷凍凝固術**
└── 網膜滲出性病変なし
    └── 経過観察
```

```
傍視神経乳頭型
├── 網膜滲出性病変あり
│   ├── 網膜光凝固可能
│   │   └── 網膜光凝固
│   └── 網膜光凝固不可能
│       └── 光線力学療法***
│           抗VEGF抗体硝子体注射***
└── 網膜滲出性病変なし
    └── 経過観察
```

*　：網膜剥離，黄斑上膜，その他
**　：網膜冷凍凝固については 慎重な実施が望ましい
***：網膜血管腫には適応外の治療（有効性に関する報告は数少ない）
　　　各施設のIRB審査・承認が必要

3 > 褐色細胞腫

■ スクリーニングと治療フローチャート

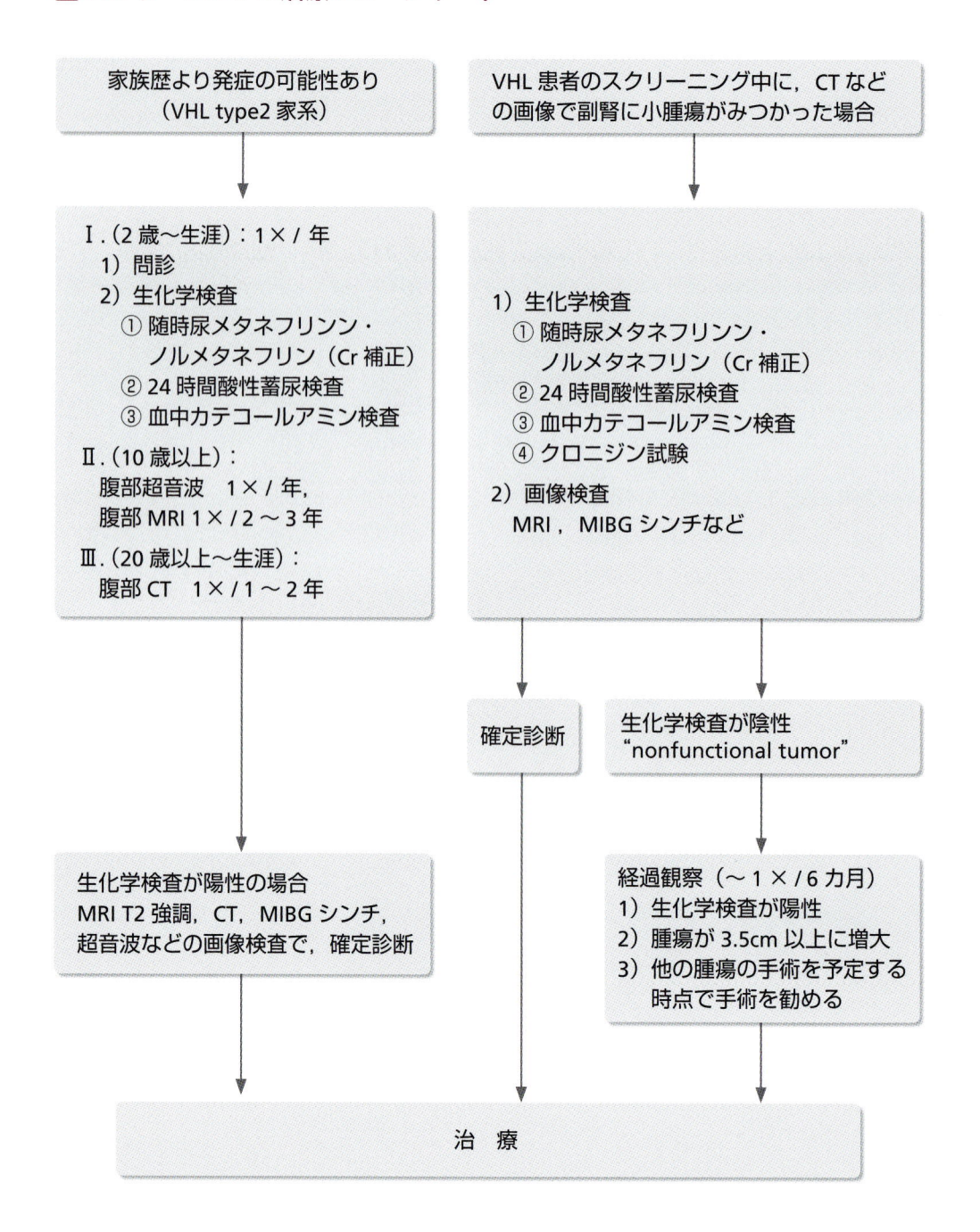

```
家族歴より発症の可能性あり          VHL患者のスクリーニング中に，CTなど
（VHL type2家系）                の画像で副腎に小腫瘍がみつかった場合
        ↓                              ↓
```

Ⅰ．(2歳〜生涯)：1×/年
　1) 問診
　2) 生化学検査
　　① 随時尿メタネフリン・
　　　ノルメタネフリン（Cr補正）
　　② 24時間酸性蓄尿検査
　　③ 血中カテコールアミン検査

Ⅱ．(10歳以上)：
　腹部超音波　1×/年，
　腹部MRI 1×/2〜3年

Ⅲ．(20歳以上〜生涯)：
　腹部CT　1×/1〜2年

---

1) 生化学検査
　① 随時尿メタネフリン・
　　ノルメタネフリン（Cr補正）
　② 24時間酸性蓄尿検査
　③ 血中カテコールアミン検査
　④ クロニジン試験
2) 画像検査
　MRI，MIBGシンチなど

確定診断

生化学検査が陰性
"nonfunctional tumor"

生化学検査が陽性の場合
MRI T2強調，CT，MIBGシンチ，
超音波などの画像検査で，確定診断

経過観察（〜1×/6カ月）
1) 生化学検査が陽性
2) 腫瘍が3.5cm以上に増大
3) 他の腫瘍の手術を予定する
　時点で手術を勧める

治　療

4 > 腎癌

■ 診断・治療フローチャート

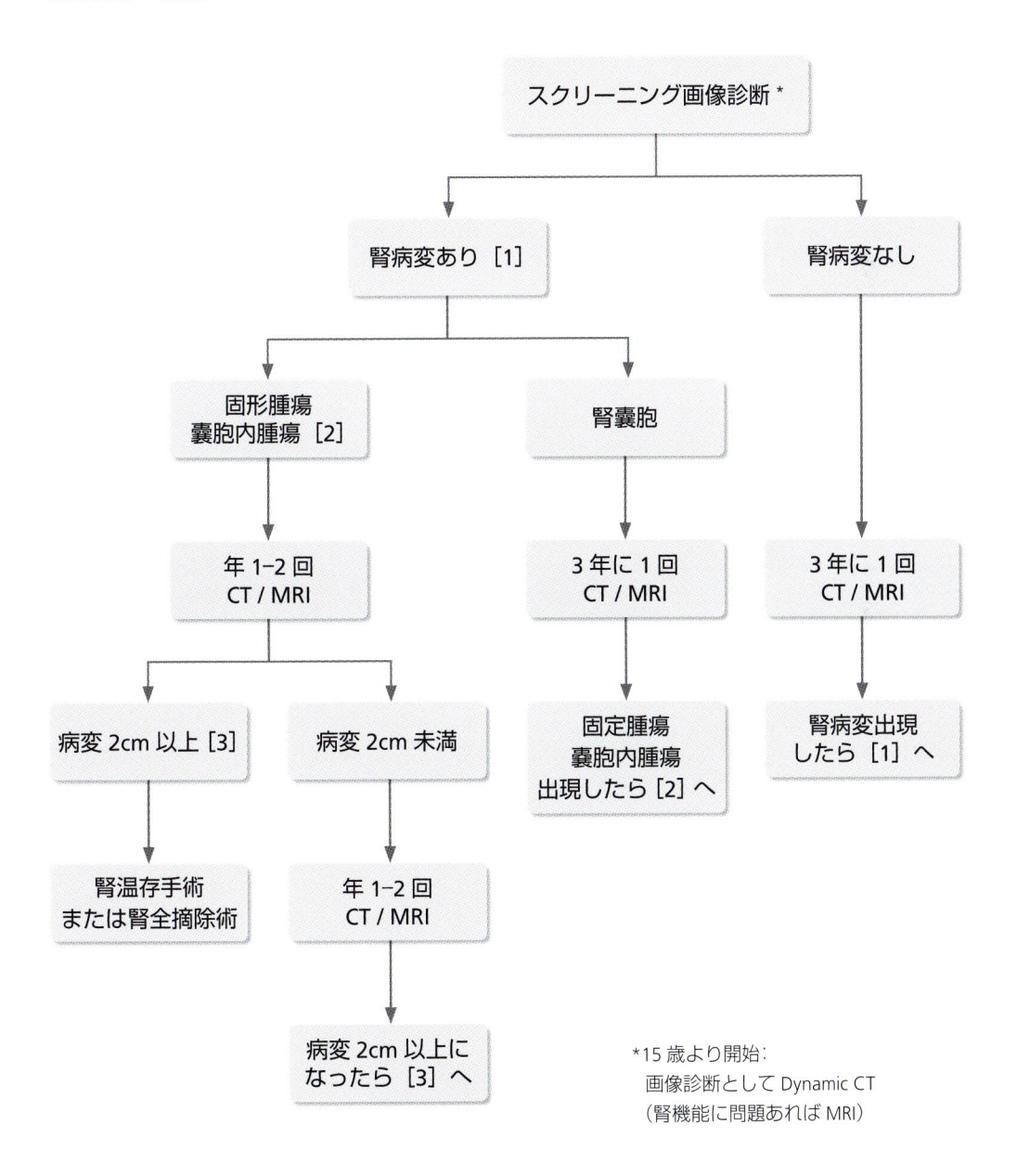

```
                    スクリーニング画像診断*
                           │
              ┌────────────┴────────────┐
              ▼                         ▼
         腎病変あり[1]                 腎病変なし
              │                         │
      ┌───────┴───────┐                 │
      ▼               ▼                 ▼
  固形腫瘍           腎嚢胞          3年に1回
  嚢胞内腫瘍[2]                       CT / MRI
      │               │                 │
      ▼               ▼                 ▼
  年1-2回          3年に1回         腎病変出現
  CT / MRI         CT / MRI         したら[1]へ
      │               │
  ┌───┴───┐           ▼
  ▼       ▼      固定腫瘍
病変2cm  病変2cm   嚢胞内腫瘍
以上[3]  未満     出現したら[2]へ
  │       │
  ▼       ▼
腎温存手術  年1-2回
または     CT / MRI
腎全摘除術    │
             ▼
         病変2cm以上に
         なったら[3]へ
```

*15歳より開始:
 画像診断として Dynamic CT
 （腎機能に問題あれば MRI）

5 > 膵神経内分泌腫瘍

1 経過観察フローチャート

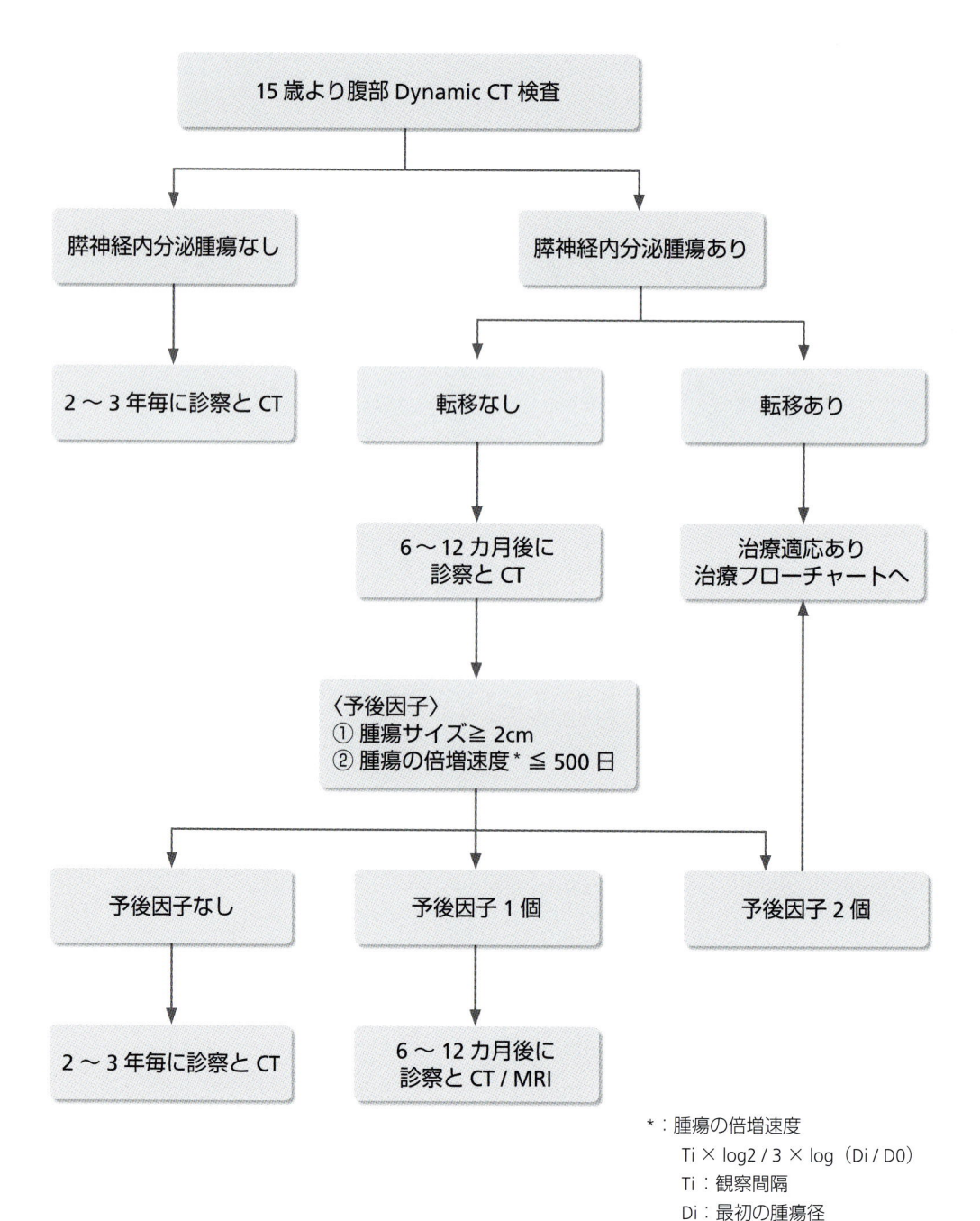

```
                    15歳より腹部 Dynamic CT 検査
                    ┌──────────┴──────────┐
            膵神経内分泌腫瘍なし         膵神経内分泌腫瘍あり
                    │                ┌──────┴──────┐
            2〜3年毎に診察とCT      転移なし         転移あり
                                       │                │
                                6〜12カ月後に      治療適応あり
                                  診察とCT      治療フローチャートへ
                                       │
                                  〈予後因子〉
                                  ① 腫瘍サイズ ≧ 2cm
                                  ② 腫瘍の倍増速度* ≦ 500日
                    ┌──────────────┼──────────────┐
            予後因子なし        予後因子1個         予後因子2個
                    │                │
            2〜3年毎に診察とCT   6〜12カ月後に
                                  診察とCT/MRI
```

*：腫瘍の倍増速度
Ti × log2 / 3 × log（Di / D0）
Ti：観察間隔
Di：最初の腫瘍径
D0：観察後の腫瘍径

2 治療フローチャート

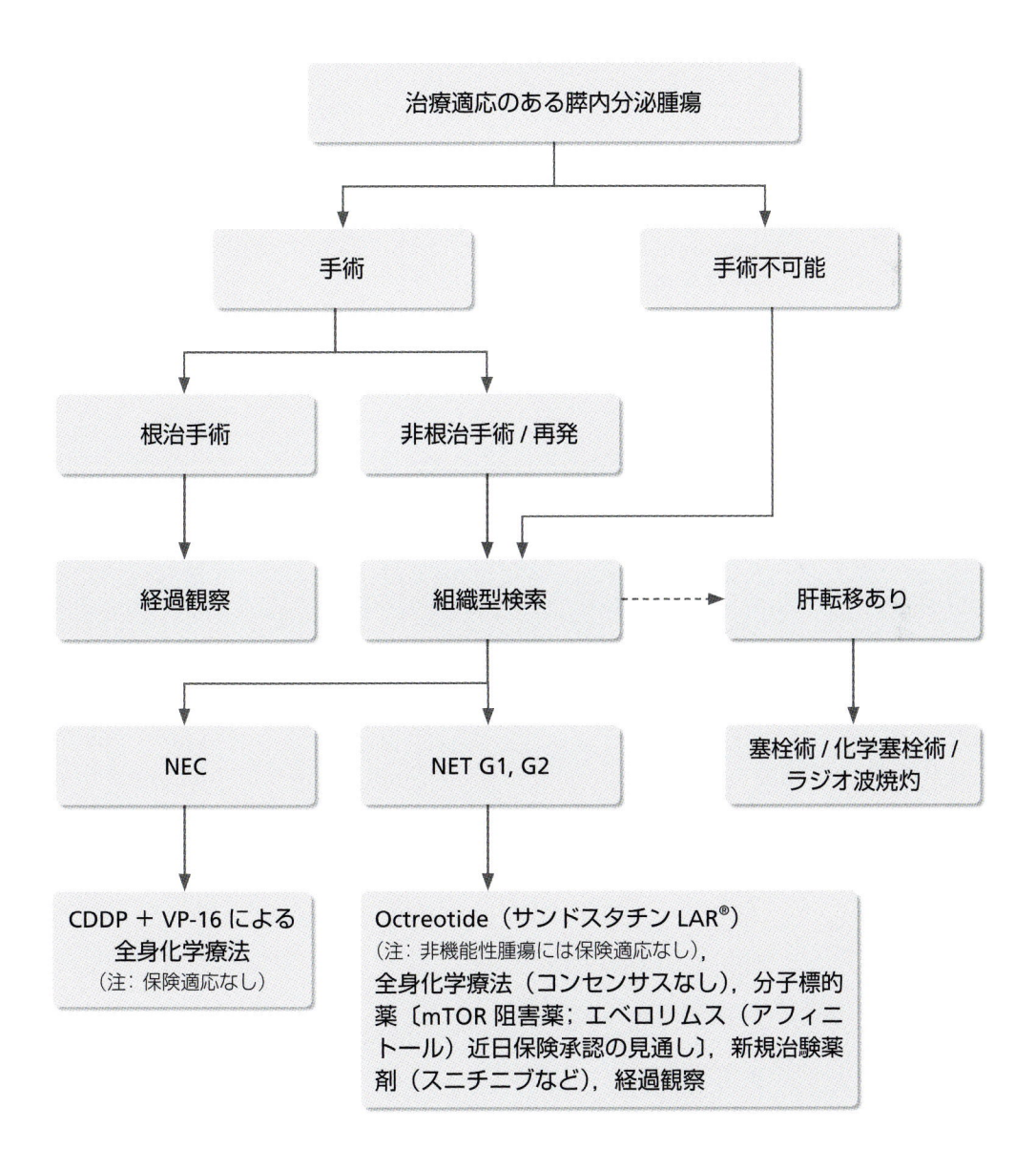

```
                    治療適応のある膵内分泌腫瘍
                         │
              ┌──────────┴──────────┐
              ▼                     ▼
            手術                  手術不可能
              │                     │
      ┌───────┴───────┐             │
      ▼               ▼             │
   根治手術      非根治手術/再発      │
      │               │             │
      ▼               ▼             │
   経過観察         組織型検索 ──────┼──→ 肝転移あり
                     │              │        │
              ┌──────┴──────┐       │        ▼
              ▼             ▼       │   塞栓術/化学塞栓術/
            NEC        NET G1, G2   │    ラジオ波焼灼
              │             │
              ▼             ▼
     CDDP＋VP-16 による   Octreotide（サンドスタチン LAR®）
       全身化学療法       （注：非機能性腫瘍には保険適応なし），
      （注：保険適応なし） 全身化学療法（コンセンサスなし），分子標的
                          薬〔mTOR 阻害薬；エベロリムス（アフィニ
                          トール）近日保険承認の見通し〕，新規治験薬
                          剤（スニチニブなど），経過観察
```

6 > 精巣上体嚢腫

■ 経過観察フローチャート

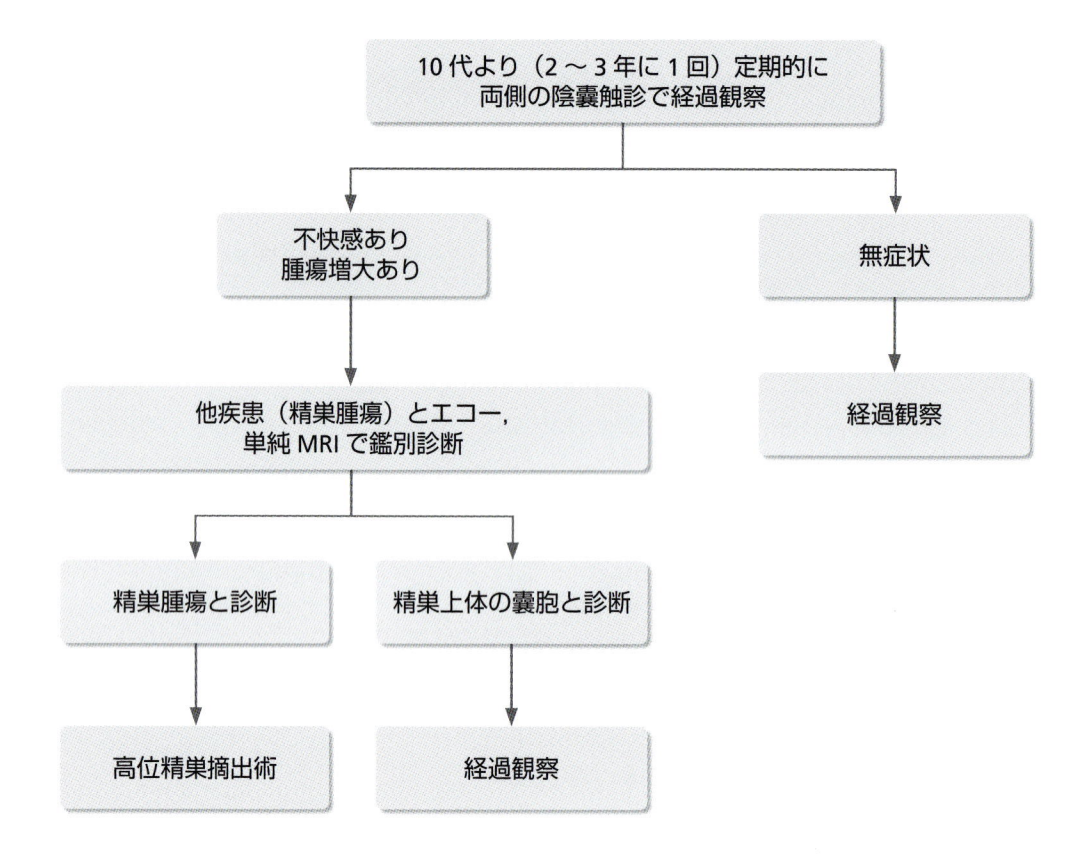

```
           10代より（2～3年に1回）定期的に
            両側の陰嚢触診で経過観察
           ┌──────────────┴──────────────┐
           ▼                              ▼
    不快感あり                          無症状
    腫瘍増大あり                          │
           │                              ▼
           ▼                          経過観察
    他疾患（精巣腫瘍）とエコー,
    単純MRIで鑑別診断
      ┌────┴────┐
      ▼         ▼
 精巣腫瘍と診断  精巣上体の嚢胞と診断
      │         │
      ▼         ▼
 高位精巣摘出術  経過観察
```

索引

遺伝カウンセリング	15	Arvid Lindau	1
遺伝子診断	13	E3 ubiquitin ligase 複合体	3
塩基配列解析法	13	Eugen von Hippel	1
褐色細胞腫	24	HIF（hypoxia-inducible factor）	3
症候性腫瘍	19	HIF prolyl hydroxylase（HPH）	3
常染色体優性遺伝性疾患	15	MLPA（multiplex ligation-dependent probe amplification）	14
診断基準	7		
膵嚢胞性病変	32	NEC（neuroendocrine carcinoma）	30
精巣上体嚢腫	33	P-NET（pancreatic neuroendocrine tumor）	28
内耳リンパ嚢腫	22		
日本人類遺伝学認定遺伝専門医	15	RFA（radiofrequency ablation）	26
尿中ノルメタネフリン	12	VEGF	4
尿中メタネフリン	12	*VHL* 遺伝子	3
認定遺伝カウンセラー	15	VHL 病 1 型	8
ハイリスク群	19	VHL 病 2 型 A	8
発症年齢	6	VHL 病 2 型 B	8
発症頻度	6	VHL 病 2 型 C	8
ほっと Chain	17		
放射線治療	21		
無症候性腫瘍	19		
網膜血管腫	23		
ラジオ波焼灼術	26		

フォン・ヒッペル・リンドウ (VHL) 病
診療ガイドライン   ©

発　行	2011 年 12 月 15 日　1 版 1 刷
編　集	「フォン・ヒッペルリンドウ病の病態調査と 診断治療系確立の研究」班
	研究代表者　執印太郎
発行者	株式会社　中外医学社
	代表取締役　青木　滋
	〒 162-0805　東京都新宿区矢来町 62
	電　話　(03) 3268-2701 (代)
	振替口座　00190-1-98814 番

印刷・製本 / 三和印刷 (株)　　　　< HI・SH >
ISBN978-4-498-04806-5　　　　Printed in Japan

JCOPY　<(株) 出版者著作権管理機構　委託出版物>

本書の無断複写は著作権法上での例外を除き禁じられています．
複写される場合は，そのつど事前に，(社) 出版者著作権管理機構 (電話 03-3513-6969，FAX 03-3513-6979，e-mail: info@jcopy.or.jp) の許諾を得てください．